Bulimia nervosa

Fortschritte der Psychotherapie
Band 71

Bulimia nervosa

Prof. Dr. Jennifer Svaldi, Prof. Dr. Brunna Tuschen-Caffier

Herausgeber der Reihe:

Prof. Dr. Kurt Hahlweg, Prof. Dr. Martin Hautzinger,
Prof. Dr. Jürgen Margraf, Prof. Dr. Winfried Rief

Begründer der Reihe:

Dietmar Schulte, Klaus Grawe, Kurt Hahlweg, Dieter Vaitl

Jennifer Svaldi
Brunna Tuschen-Caffier

Bulimia nervosa

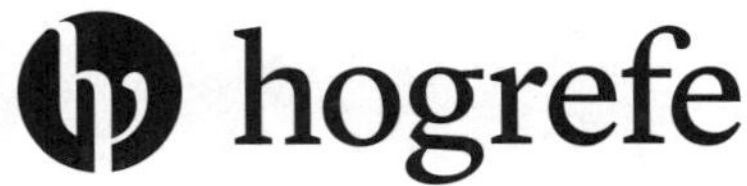

Prof. Dr. Jennifer Svaldi, seit 2014 Lehrstuhlinhaberin für Klinische Psychologie und Psychotherapie der Universität Tübingen und Leiterin der an den Lehrstuhl angegliederten psychotherapeutischen Hochschulambulanz für psychische Störungen des Kindes-, Jugend- und Erwachsenenalters. Zudem ist sie Mitglied im Leitungsgremium der Tübinger Akademie für Verhaltenstherapie (TAVT gGmbH) und der Tübinger Akademie für Kinder- und Jugendlichen-Psychotherapie (TAKT gGmbH).

Prof. Dr. Brunna Tuschen-Caffier, seit 2007 Lehrstuhlinhaberin für Klinische Psychologie und Psychotherapie und Leiterin der entsprechenden Abteilung am Institut für Psychologie der Universität Freiburg sowie Leiterin der Psychotherapeutischen Ambulanzen für psychische Störungen des Erwachsenenalters sowie für Kinder, Jugendliche und Familien. Leiterin des Freiburger Ausbildungsinstitutes für Kinder- und Jugendlichenpsychotherapie (Fakip GmbH) und Mitglied im Leitungsgremium des Freiburger Ausbildungsinstitutes für Verhaltenstherapie (FAVT GmbH).

Bibliografische Information der Deutschen Nationalbibliothek
Die Deutsche Nationalbibliothek verzeichnet diese Publikation in der Deutschen Nationalbibliografie; detaillierte bibliografische Daten sind im Internet über http://dnb.dnb.de abrufbar.

Hogrefe Verlag GmbH & Co. KG
Merkelstraße 3
37085 Göttingen
Deutschland
Tel. +49 551 999 50 0
Fax +49 551 999 50 111
verlag@hogrefe.de
www.hogrefe.de

Satz: Matthias Lenke, Weimar
Druck: Media-Print Informationstechnologie, Paderborn
Printed in Germany
Auf säurefreiem Papier gedruckt

1. Auflage 2018

(E-Book-ISBN [PDF] 978-3-8409-2192-6; E-Book-ISBN [EPUB] 978-3-8444-2192-7)
ISBN 978-3-8017-2192-3
http://doi.org/10.1026/02192-000

Inhaltsverzeichnis

Karten

Einführung

Die Essstörung Bulimia nervosa ist zwar im Vergleich zu anderen psychischen Störungen (z. B. Angststörungen, Depressionen) keine sehr häufig auftretende psychische Störung, aber sie ist mit gravierenden psychischen und körperlichen Problemen verbunden und nimmt unbehandelt einen chronischen Verlauf. Auch stellt die Behandlung dieser psychischen Störung Therapeutinnen und Therapeuten vor große Herausforderungen. So haben die Patientinnen und Patienten zumeist eine ausgeprägte ambivalente Therapiemotivation: Sie wollen einerseits die lästigen Symptome wie Essanfälle und Erbrechen hinter sich lassen, andererseits zeigen sie wenig Toleranz gegenüber Änderungen in ihrem Essstil, der sich als restriktiver bzw. hoch kognitiv kontrollierter und wenig an Hunger- und Sättigungssignalen orientierter Stil beschreiben lässt. Ebenso zeigen sie wenig Toleranz gegenüber etwaigen Zunahmen oder Schwankungen des Körpergewichtes und streben nicht selten sogar an, ihr Körpergewicht zu reduzieren.

In diesem Spannungsfeld der unterschiedlichen Therapieziele und Änderungsmotivationen ist ein Behandlungskonzept erforderlich, das mit Blick auf die vorliegenden empirischen Evidenzen einerseits die stringente Arbeit an den Symptomen vorsieht, aber andererseits die Änderungsambivalenz und die Selbstverantwortung der Patientinnen und Patienten gegenüber Veränderung, aber auch für Stagnation, in den Blick nimmt und immer wieder herausarbeitet, ob die Ziele, die zu Beginn der Behandlung formuliert wurden, tatsächlich noch die relevanten Ziele der Patientinnen und Patienten sind. Dies erfordert auf Seiten der Therapeutinnen und Therapeuten zunächst profundes Störungswissen sowie Kenntnisse und Kompetenzen in der Umsetzung einer störungsorientierten kognitiv-behavioralen Therapie, die als Goldstandard für die Behandlung der Bulimia nervosa gilt. Darüber hinaus müssen Therapeutinnen und Therapeuten über Gesprächsführungsstile verfügen, die bei der Bearbeitung von ambivalenter Änderungsmotivation, Zielkonflikten oder Motivationseinbrüchen erfolgversprechend sind. Des Weiteren ist es gerade auch bei der Behandlung der Bulimia nervosa erforderlich, dass Behandlerinnen und Behandler zwischen ihren eigenen Therapiezielen für die jeweilige Patientin bzw. den jeweiligen Patienten und denen der Patientin bzw. des Patienten klar unterscheiden und es aushalten, wenn die Behandlung einen anderen Verlauf nimmt als in Büchern, wie auch diesem, beschrieben.

Ziel des vorliegenden Buches ist, den Stand der Forschung leserfreundlich für die Praxis aufzubereiten und die Implikationen für die Psychotherapie der

Bulimia nervosa herauszuarbeiten. Entsprechend dem Stil dieser Buchreihe werden wir daher wissenschaftliche Aussagen, die zumeist aus zahlreichen empirischen Studien gewonnen wurden, auf die wesentlichen Inhalte und deren Relevanz für die Praxis reduzieren. Des Weiteren werden wir im Unterschied zu einem wissenschaftlichen Schreibstil auf das Belegen jeder der Aussagen durch entsprechende Referenzen verzichten bzw. nur wenige Referenzen angeben.

Beginnen werden wir mit der Beschreibung und Klassifikation der Störung Bulimia nervosa. Bei der Entstehung und Aufrechterhaltung der Störung werden wir die Risikofaktoren und aufrechterhaltenden Faktoren vor dem Hintergrund kognitiv-behavioraler Annahmen einordnen. Dies entspricht dem aktuellen Stand der Therapieforschung, demzufolge die kognitiv-behaviorale Therapie Methode der Wahl bei der Behandlung der Bulimia nervosa darstellt. Für die Praxis ist es wichtig, dass das vermittelte Ätiologie- bzw. Aufrechterhaltungsmodell mit der Veränderungstheorie bzw. dem Therapieansatz kompatibel ist.

Wir werden auch diagnostische Instrumente vorstellen, die für die diagnostischen Abklärungen und die Therapieevaluation von Bedeutung sind und konkrete therapeutische Behandlungsmodule und Techniken darstellen.

Um das Buch leichter lesbar zu machen, werden wir auf das gleichzeitige Nennen der weiblichen und männlichen Form von *Patient* und *Therapeut* fortan verzichten. *Therapeut* werden wir als Bezeichnung für männliche und weibliche Therapeuten verwenden; aufgrund des deutlich häufigeren Vorkommens der Störung bei Frauen, werden wir dagegen den Begriff *Patientin* verwenden, ohne zwischen männlichen und weiblichen Patienten zu unterscheiden.

Tübingen und Freiburg, im April 2018

Jennifer Svaldi und
Brunna Tuschen-Caffier

1 Beschreibung

1.1 Symptomatik und Klassifikation

Fallbeispiel: Julia M.

Die 22-jährige Julia M. berichtet im Erstgespräch von täglichen Essanfällen mit darauffolgendem selbstinduzierten Erbrechen: Begonnen habe ihr Essproblem etwa im Alter von 16 Jahren. Damals habe sie sich viel zu dick gefühlt und die Figur sei ein Dauerthema für sie gewesen. Schließlich habe sie aufgehört, Süßigkeiten und andere Lebensmittel mit viel Fett und Zucker zu essen. Das habe sie eine Weile gut durchgehalten, aber plötzlich sei es zu einem Essanfall gekommen, bei dem sie sehr viel Schokolade und andere Sachen wie Honigbrote und Frikadellen mit Ketchup gegessen habe. Das habe ihr ziemlich viel Angst gemacht, denn sie habe ja schließlich nicht zunehmen wollen. Es habe sie zwar Überwindung gekostet, aber sie habe sich dann den Finger in den Hals gesteckt und erbrochen. Das sei zwar eklig gewesen, aber andererseits habe sie das auch als Erleichterung empfunden, dass die Dickmacher wieder draußen gewesen seien. Solche Essanfälle seien dann allerdings immer häufiger vorgekommen und sie habe danach immer erbrochen. Seit ungefähr 5 Jahren esse sie tagsüber eher wenig, oft komme sie erst am Nachmittag dazu, etwas zu essen. Da esse sie immer allein in ihrer studentischen Wohngemeinschaft. Aber das sei keine normale Mahlzeit, sondern sie könne da einfach nicht mit dem Essen aufhören, rutsche sozusagen immer in einen Essanfall hinein, obwohl sie sich immer vornehme, das nicht zu tun. Dann erbreche sie mehrfach, bis sie das Gefühl habe, wieder vollständig leer zu sein. Wegen ihrer Probleme mit dem Essen ziehe sich auch immer mehr zurück, treffe sich kaum noch mit Freundinnen und mache sich große Sorgen, ihr Studium nicht mehr bewältigen zu können.

Wie im Fallbeispiel erläutert, stellen wiederkehrende Essanfälle, die aus Angst vor einer Gewichtszunahme mit gegensteuernden Maßnahmen wie Erbrechen kompensiert werden, Kernsymptome der Bulimia nervosa (BN) dar.

Wiederkehrende Essanfälle

Gefühl des Kontrollverlusts

Unangemessene kompensatorische Maßnahmen

Essanfälle müssen im Durchschnitt mindestens einmal pro Woche über einen Zeitraum von drei Monaten vorkommen

Figur und Körpergewicht haben einen übermäßigen Einfluss auf die Selbstbewertung

Um die Diagnose einer BN nach den Kriterien des DSM-5 zu vergeben, müssen u.a. wiederkehrende Essanfälle vorliegen (Kriterium A). Die Charakteristika eines Essanfalls beinhalten den Verzehr einer allgemein als groß anzusehenden Nahrungsmenge innerhalb einer Zeitspanne von zwei Stunden (Kriterium A1), der von einem subjektiven Gefühl des Kontrollverlusts begleitet wird (Kriterium A2). Um einer drohenden Gewichtszunahme entgegenzusteuern, werden unangemessene kompensatorische Maßnahmen wiederholt eingesetzt (Kriterium 2). Solche Maßnahmen beinhalten selbstinduziertes Erbrechen, den Missbrauch von Laxantien, Entwässerungsmitteln oder anderen Medikamenten (Schilddrüsenpräparate), Fasten oder die übermäßige körperliche Bewegung. Bei Patientinnen mit BN und komorbidem Diabetes mellitus wird oftmals eine reduzierte Verabreichung oder gänzliche Unterlassung der verschriebenen Insulinmenge als Maßnahme der Gewichtskontrolle eingesetzt. Für die Diagnose einer BN müssen die Essanfälle im Durchschnitt mindestens einmal pro Woche über einen Zeitraum von drei Monaten vorkommen (Kriterium C). Des Weiteren gilt, dass Figur und Körpergewicht einen übermäßigen Einfluss auf die Selbstbewertung der Betroffenen haben (Kriterium D), und dass die Störung nicht ausschließlich im Rahmen einer Anorexia nervosa (AN) auftritt (Kriterium E).

Der Schweregrad der BN wird nach dem DSM-5 anhand der wöchentlich eingesetzten unangemessenen kompensatorischen Maßnahmen eingestuft. Bis zu drei Episoden unangemessener kompensatorischer Maßnahmen gelten als leichte Form der BN, vier bis sieben als mittelgradige, acht bis 13 als schwere und 14 oder mehr als extreme Form der BN.

Werden nach vorab erfülltem Vollbild der BN nur noch einige Kriterien einer BN über einen längeren Zeitraum erfüllt, gilt die Störung als teilremittiert; wird über einen längeren Zeitraum keines der Kriterien mehr erfüllt, gilt die Störung als vollremittiert.

Die Kriterien der BN nach den Klassifikationskriterien der ICD-10 entsprechen weitgehend denen des DSM-5, allerdings stellt der Kontrollverlust kein Kriterium für die BN dar. Darüber hinaus fehlen operationale Kriterien hinsichtlich der notwendigen Dauer und Häufigkeit der Essanfälle für eine entsprechende BN-Diagnose sowie Kriterien für die Einstufung des Schweregrades der BN. Demgegenüber wird aber in den ICD-10-Kriterien darauf hingewiesen, dass in der Vorgeschichte der BN häufig eine AN auftritt.

Kriterien für die Diagnose der Bulimia nervosa[1] nach ICD-10 (vgl. deutsche Fassung der ICD-10 von Dilling, Mombour & Schmidt, 2013)

1. Eine andauernde Beschäftigung mit Essen, starkes Verlangen (Gier) nach Nahrungsmitteln, Essanfälle, bei denen große Mengen Nahrung in sehr kurzer Zeit konsumiert werden.
2. Dem dickmachenden Effekt der Nahrung wird durch verschiedene Verhaltensweisen entgegengewirkt: selbstinduziertes Erbrechen, Missbrauch von Abführmitteln, zeitweilige Hungerperioden, Gebrauch von Appetitzüglern, Schilddrüsenpräparaten oder Diuretika. Wenn die Bulimia nervosa bei Diabetes auftritt, kann es zu einer Vernachlässigung der Insulinbehandlung kommen.
3. Krankhafte Furcht davor, dick zu werden; die Patientin setzt sich eine scharf definierte Gewichtsgrenze, weit unter dem prämorbiden, als optimal oder gesund betrachteten Gewicht. Häufig lässt sich in der Vorgeschichte mit einem Intervall von einigen Monaten bis zu mehreren Jahren eine Episode einer Anorexia nervosa nachweisen. Diese frühere Episode kann voll ausgeprägt gewesen sein, oder war eine verdeckte Form mit mäßigem Gewichtsverlust und/oder einer vorübergehenden Amenorrhoe.

1.2 Differenzialdiagnose

Differenzialdiagnostisch abzugrenzen ist die BN insbesondere von den anderen Essstörungen, den depressiven Störungen sowie von der emotional instabilen Persönlichkeitsstörung.

BN versus AN, Binge-Eating/Purging-Typus

BN versus AN, Binge-Eating/Purging-Typ. Hier stellt v. a. das Gewicht ein wichtiges Kriterium dar. Weist eine Patientin Essanfälle und unangemessene kompensatorische Maßnahmen bei zeitgleich vorhandenem signifikant niedrigen Gewicht auf, so ist die Diagnose einer AN, Binge-Eating/Purging-Typ zu stellen; eine zusätzliche Vergabe der BN ist in diesem Fall nicht vorgesehen.

BN versus BES

BN versus Binge-Eating-Störung. Im Unterschied zur Binge-Eating-Störung (BES) sind Beginn und Ende der Essanfall-Episoden bei Betroffenen mit BN in der Regel klarer umgrenzt, wenngleich auch im DSM-5 für das Vorhandensein eines Essanfalls keine Gesamtkalorienanzahl angegeben wird. Orientieren sollten sich Diagnostiker an einer Essensmenge, die üblicherweise in vergleichbaren Situationen gegessen werden würde. Von der BES grenzt

1 sprachlich leicht geändert von den Autorinnen dieses Buches

sich die BN über den regelmäßigen Einsatz unangemessener kompensatorischer Maßnahmen ab, die bei der BES kaum oder gar nicht vorkommen. Patientinnen mit BN sind in der Regel normal- bis leicht übergewichtig, während Patientinnen mit BES in der Regel übergewichtig bis adipös sind. Allerdings ist der Gewichtsstatus weder ein diagnostisches Kriterium der BN noch der BES.

BN versus Major Depression mit atypischen Merkmalen

BN versus Major Depression mit atypischen Merkmalen. Appetitsteigerung (u.a. auch Heißhunger) zählt sowohl zu den Klassifikationskriterien der depressiven Episode, als auch zu den atypischen Merkmalen für depressive Störungen. Im Unterschied zur BN wenden allerdings Personen mit depressiver Störung keine unangemessenen kompensatorischen Maßnahmen an. Darüber hinaus fehlt die für die BN typische Überbewertung von Figur und Gewicht in Bezug auf den Selbstwert. Sind die Kriterien für beide Diagnosen erfüllt, sollten beide vergeben werden.

BN versus emotional instabile Persönlichkeitsstörung

BN versus emotional instabile Persönlichkeitsstörung. Essanfälle kommen auch im Rahmen des impulsiven Verhaltens in potenziell schädigenden Bereichen bei Personen mit emotional instabiler Persönlichkeitsstörung vor. Beim Vorliegen der Diagnosekriterien für beide Störungen ist es sinnvoll, beide Diagnosen zu vergeben.

BN versus Kleine-Levine-Syndrom

BN versus Kleine-Levine-Syndrom. Heißhungeranfälle kommen auch im Rahmen des Kleine-Levine-Syndroms – einer Erkrankung, die durch ein periodisch vermehrtes Schlafbedürfnis (Hypersomnie) gekennzeichnet ist – vor; allerdings fehlen die für die BN typischen unangemessenen Kompensationsmaßnahmen und die Überbewertung von Figur und Gewicht in Bezug auf den Selbstwert.

1.3 Epidemiologie

1.3.1 Erwachsenenalter

Epidemiologischen Studien zufolge liegt die Lebenszeitprävalenz der BN bei europäischen Frauen bei 0.88 % und bei Männern bei 0.12 % und über Männer und Frauen hinweg bei 1.0 % (s. Tab. 1). Im Zusammenhang mit den geänderten Diagnosekriterien im DSM-5 (ein Essanfall anstelle von zwei Essanfällen wöchentlich) wurde in einer neueren Studie an einer Erwachsenenpopulation ein Anstieg der Prävalenz von 1.2 auf 1.6 % beschrieben. Im Vergleich zu anderen psychischen Störungen ist die BN damit keine häufig vorkommende Störung, aber es handelt sich um eine schwere psychische Erkrankung, die mit erheblichen psychischen und körperlichen Problemen einhergeht. Wenngleich es eine höhere Prävalenz von essstörungsbezogenen

Schwere psychische Erkrankung

Symptomen in bestimmten Berufsgruppen, in denen ein starker Schlankheitsdruck vorliegt (z.B. Models, Leistungssportlerinnen, Balletttänzerinnen), gibt, ist die Prävalenz für das Vollbild der BN in diesen Gruppen im Vergleich zur Normalbevölkerung nicht erhöht. Allerdings gibt es eine deutliche geschlechtsspezifische Verteilung der BN; demnach leiden Frauen deutlich häufiger an BN als Männer. Anzumerken ist jedoch, dass die geschlechtsspezifische Verteilung je nach epidemiologischer Studie mit einem drei- bis zehnfach erhöhten Erkrankungsrisiko für Frauen stark schwankt.

1.3.2 Kindes- und Jugendalter

Lebenszeitprävalenzen der BN (s. Tab. 1) in adoleszenten Stichproben weisen mit 1.6 % auf ein mit erwachsenen Stichproben vergleichbares Vorkommen hin. Durch die Veränderung der diagnostischen Kriterien im DSM-5 (d.h. Reduktion der notwendigen Häufigkeit von Essanfällen von zwei auf einen Essanfall wöchentlich) zeigte sich in einer adoleszenten Stichprobe eine vergleichsweise höhere Lebenszeitprävalenz von 2.6 %.

Tabelle 1: Lebenszeitprävalenz der Bulimia nervosa im Kindes-, Jugend- und Erwachsenenalter

Population	Diagnosesystem	Prävalenz
Erwachsenenalter	DSM-IV	1.0 %
	DSM-5	1.6 %
Kindes- und Jugendalter	DSM-IV	1.6 %
	DSM-5	2.6 %

1.4 Komorbidität

1.4.1 Erwachsenenalter

Psychische Komorbiditäten sind bei der BN sehr häufig

Psychische Komorbiditäten sind bei der BN sehr häufig. Nach einer repräsentativen direkten Befragung in den USA erfüllen 94.5 % der Personen mit BN die Kriterien für mindestens eine weitere DSM-IV-Diagnose (Lebenszeit). Dabei stellen Angststörungen (v.a. die Spezifische und die Soziale Phobie), gefolgt von affektiven Störungen (v.a. die Major Depression) und Impulskontrollstörungen (v.a. die Aufmerksamkeitsdefizit-/Hyperaktivitätsstörung [ADHS]) den größten Anteil dar. Unter den Störungen im Zusammenhang mit psychotropen Substanzen kommen Substanzabhängigkeit und -missbrauch am häufigsten vor. Hohe komorbide Lebenszeitprävalenzen von Angst- und affektiven Störungen zeigten sich auch in einer multinationalen europäischen direkten Befragung (ESEMeD Projekt: European Study of the Epidemiology of Mental Disorders) bei volljährigen Personen.

Hinsichtlich der Komorbidität der BN mit Persönlichkeitsstörungen ergaben sich die höchsten Prävalenzen für die emotional instabile Persönlichkeitsstörung (28 %), gefolgt von der dependenten (21 %), histrionischen (20 %) und ängstlich-vermeidenden (19 %) Persönlichkeitsstörung. In einer Studie zur Komorbidität bei erwachsenen Personen mit Essstörung erfüllten 35.8 % der Patientinnen mit BN die Kriterien für mindestens eine Persönlichkeitsstörung. Es zeigte sich darüber hinaus eine signifikant höhere Wahrscheinlichkeit für das Vorliegen von mindestens einer Persönlichkeitsstörung im Vergleich zur AN, was v. a. auf die Häufung der emotional instabilen Persönlichkeitsstörung (10.8 %) und der ängstlich-vermeidenden Persönlichkeitsstörung (12.7 %) bei Patientinnen mit BN zurückzuführen war.

1.4.2 Kindes- und Jugendalter

Hinsichtlich der Komorbidität mit psychischen Störungen (Lebenszeitprävalenzen) bei Jugendlichen mit BN zeigt sich ein ähnliches Bild wie bei erwachsenen Personen mit BN: So wiesen 88.0 % der Jugendlichen mit BN mindestens eine weitere psychische Störung auf, 27 % erfüllten die Kriterien für drei oder mehr komorbide psychische Störungen. Angststörungen (v. a. die Spezifische und Soziale Phobie), gefolgt von affektiven Störungen (Major Depression) und Verhaltensstörungen (v. a. Störung des Sozialverhaltens und Störung mit oppositionellem Trotzverhalten) kamen am häufigsten vor. Hohe Komorbiditätsraten, allen voran depressive Erkrankungen und ADHS, gefolgt von somatoformen und Angststörungen zeigen sich auch in deutschen Stichproben von Kindern und Jugendlichen mit BN, die sich in ambulanter Behandlung befinden.

In adoleszenten Stichproben von Patientinnen mit BN wurde die Punktprävalenz der emotional instabilen Persönlichkeitsstörung bei adoleszenten Patientinnen mit BN auf 23.5 % geschätzt. Bei weiteren 17.6 % galt die Diagnose einer emotional instabilen Persönlichkeitsstörung (DSM-IV) als wahrscheinlich, konnte aber nicht mit Sicherheit gestellt werden. In einer Studie aus dem deutschen Sprachraum lag bei 48 % der Patientinnen mit BN komorbid eine aktuelle Persönlichkeitsstörung vor. In Bezug auf die Diagnoseverteilung waren die am häufigsten gestellten Persönlichkeitsstörungen die ängstlich-vermeidende, depressive und die emotional instabile Persönlichkeitsstörung.

1.5 Verlauf und Prognose

1.5.1 Erwachsenenalter

Spontanverlauf. Der Erkrankungsbeginn der BN liegt typischerweise in der späten Adoleszenz (16. bis 20. Lebensjahr). Ab einem Alter von 22 Jahren sinkt das Risiko für eine BN-Ersterkrankung (Vollbild), während das Risiko für eine Ersterkrankung an einer subsyndromalen BN nach einem Alter von 24 Jahren abnimmt.

Erkrankungsbeginn in der späten Adoleszenz

Ergebnisse aus Längsschnittstudien weisen bei Personen mit BN auf einen fluktuierenden Spontanverlauf hin. In einer prospektiven Studie erfüllten 15 % der Betroffenen auch nach fünf Jahren noch das Vollbild einer BN nach den Kriterien des DSM-IV. Weitere 40 % erfüllten die Kriterien einer anderen Essstörung, die meisten davon einer Nicht-Näher-Bezeichneten Essstörung (NNB Essstörung). Auch eine weitere prospektive Studie über einen Fünfjahreszeitraum konnte zeigen, dass bei der Mehrheit der Betroffenen der natürliche Verlauf ein fluktuierendes Muster aufweist. In dieser Studie kam es bei 74 % der Personen mit BN innerhalb von 5 Jahren zu einer vollständigen Remission, allerdings wurden 47 % davon wieder rückfällig. Anzumerken ist, dass sich die Heilungsraten für die BN in Abhängigkeit des verwendeten Diagnosesystems (DSM-5- versus DSM-IV-Kriterien) nicht unterscheiden. In einer naturalistischen Langzeitstudie waren 72 % der ursprünglich mit BN diagnostizierten Frauen im 20-Jahres-Nachuntersuchungszeitraum vollständig remittiert.

Fluktuierender Spontanverlauf

Verlauf nach Therapie (s. auch Kap. 4.8). Betrachtet man die vollständigen Remissionsraten über verschiedene Studien hinweg, deutet sich an, dass der prozentuale Anteil der nach Behandlung remittierten Patientinnen mit der Dauer des Nachuntersuchungszeitraums steigt. So zeigt sich vier Monate nach Therapieende bei bis zu 32.5 % der Patientinnen eine vollständige Remission der BN-Symptomatik. Sechs Jahre nach kognitiv-behavioraler Therapie ergab sich bei rund 50 % der Patientinnen mit BN eine vollständige Remission, während sich 12 Jahre nach (stationärer) Behandlung bei 70.1 % der Patientinnen eine vollständige Remission zeigte.

Verlauf nach Therapie

Es ergeben sich auch Hinweise auf einen Symptomwandel hin zu anderen Essstörungsdiagnosen. So erfüllten 9.2 % der Patientinnen mit BN im Zeitraum von der Eingangsdiagnostik bis hin zum 6-Jahres-Follow-up nicht mehr die Kriterien der BN, stattdessen aber die Kriterien der AN, bei 8.4 % zeigte sich ein Übergang zur BES.

Prädiktoren für den Verlauf. Ein starkes Schlankheitsstreben ist ein negativer Prädiktor für den natürlichen Verlauf der BN. Darüber hinaus gelten die Dauer

Prädiktoren für den Verlauf

des pathologischen Essverhaltens, eine stärkere Ausprägung der Überbewertung von Figur und Gewicht, Übergewicht in der Kindheit, eine geringe soziale Anpassungsfähigkeit sowie anhaltendes unangemessenes Kompensationsverhalten als prognostisch ungünstige Faktoren für das Auftreten von Essanfällen. Zudem scheinen anhaltende Essanfälle bei Patientinnen, die eine Behandlung aufsuchen, der einzige Prädiktor für das Fortbestehen unangemessener kompensatorischer Verhaltensweisen zu sein.

Eine geringere Ausprägung der BN zu Behandlungsbeginn (geringere Häufigkeit von Essanfällen, geringere Anzahl unangemessener kompensatorischer Maßnahmen) scheint prognostisch günstig für den Behandlungsverlauf zu sein. Übergewicht in der Vorgeschichte und Alkoholmissbrauch in der familiären Vorgeschichte stellen hingegen negative Prädiktoren für den Behandlungsverlauf dar. Auch gibt es Hinweise, dass ein schnelles Ansprechen auf die Therapie („rapid response" innerhalb von vier Wochen) einen prognostisch günstigen Prädiktor für den kurz- und langfristigen Verlauf darstellt. Zudem ist eine rasche Reduktion des Depressionsschweregrades für den Behandlungsverlauf der BN prognostisch günstig. Die Reduktion der Depression ist sogar ein besserer Prädiktor für die Behandlung als die Reduktion der unangemessenen kompensatorischen Maßnahmen.

Mortalität

Mortalität. Für Personen mit BN zeigt sich eine im Vergleich zur Normalbevölkerung erhöhte Mortalitäts- und Suizidrate. So belegt eine Metaanalyse (Arcelus, Mitchell, Wales & Nielsen, 2011) bei Personen mit BN eine gewichtete Sterberate (d.h. Tod pro 1000 Personenjahre) von 1.74; für ausschließlich weibliche BN-Stichproben liegt die gewichtete Sterberate bei 2.22 pro 1000 Personenjahre und liegt damit höher als bei der Normalbevölkerung, aber deutlich niedriger als bei der AN (gewichtete Sterberate der AN: 5.39). Das standardisierte Mortalitätsratio (d.h., die beobachteten im Vergleich zur Anzahl der zu erwarteten Todesfälle in der Normalbevölkerung) liegt bei 1.93. Auch das Suizidrisiko ist bei Personen mit BN erhöht. So zeigen die Ergebnisse einer anderen Metaanalyse (Preti, Rocchi, Sisti, Camboni & Miotto, 2011) eine Suizidrate von 0.3 pro 1000 Personenjahre. Demnach ist in etwa einer von fünf Todesfällen bei Personen mit BN die Folge eines Suizids.

1.5.2 Kindes- und Jugendalter

Spontanverlauf

Spontanverlauf. Eine populationsbasierte prospektive Studie mit adoleszenten Stichproben zeigte hohe Remissionsraten von 91% innerhalb eines Jahres für die subklinische und das Vollbild der BN. Diese Remissionsraten sind damit deutlich höher als die Raten bzgl. vollständiger Genesung in behandlungssuchenden Populationen. Damit ist davon auszugehen, dass behandlungssuchende Personen mit BN eine deutlich schwerere Esspathologie aufweisen. Allerdings sind auch die Rückfallraten mit 41% sehr hoch. In einer neueren prospektiven populationsbasierten Studie über einen Zeitraum von 6 Jahren (14. bis 20. Lebensjahr) waren im Alter von 20 Jahren 56.2% der Adoleszenten mit BN voll remittiert, während 37.6% nach wie vor die Kriterien einer subklinischen Essstörung oder des Vollbildes einer BN erfüllten. Wichtig ist darüber hinaus, dass in dieser Studie 47.1% der 14-jährigen Adoleszenten mit einer BES im Alter von 17 Jahren die Diagnose einer BN erfüllten; im Alter von 20 Jahren waren es immer noch 17.6%. Es ist demnach von einem hohen Symptomwandel zwischen der BES und BN auszugehen.

Verlauf nach Therapie

Verlauf nach Therapie (s. auch Kap. 4.8). Im Vergleich zu Studien mit Erwachsenenstichproben ist die Datenlage hinsichtlich der Behandlung der adoleszenten BN deutlich geringer. Sowohl familienorientierte Interventionen als auch kognitiv-behaviorale Einzeltherapie haben sich in randomisiert kontrollierten Studien als wirksam erwiesen. In Studien mit einem 6-Monats- bis einem 1-Jahres-Follow-up nach erfolgter Behandlung zeigen sich Abstinenzraten für Essanfälle und Kompensationsmaßnahmen kombiniert von 29% bis 39% (Familieninterventionen) bis 41% (geleitetes [kognitiv-behavioral orientiertes] Selbstmanagement). In einer aktuellen Studie ergaben sich Raten vollständiger Remission von 20% (kognitiv-behaviorale Einzeltherapie) bis 39% (Familieninterventionen) zu Behandlungsende. Im 12-Monats-Follow-up gab es in dieser Studie keine signifikanten Unterschiede in Abhängigkeit des Behandlungsarmes; 32% (kognitive Verhaltenstherapie im Einzeltherapiesetting) bis 48.5% (Familieninterventionen) der Patientinnen waren vollständig remittiert.

2 Störungswissen und Erklärungsmodelle

Da die kognitive Verhaltenstherapie (KVT) bei weitem die meisten Wirksamkeitsbelege für die Behandlung der BN aufweist (vgl. Kap. 4) und aufgrund dessen in den S3-Leitlinien als Goldstandardtherapie empfohlen wird, werden im Anschluss die Befunde der Grundlagenforschung hinsichtlich der Ätiologie und Aufrechterhaltung der BN in ein kognitiv-behaviorales Modell der Fallkonzeption eingeordnet[2]. Dies soll Behandlern, die ihr therapeutisches Vorgehen auf das hier vorliegende Buch ausrichten, die Verwendung der Befunde im Rahmen einer KVT-basierten Fallkonzeption nahelegen und erleichtern.

2 Auch wenn die prädisponierenden Faktoren hier im Rahmen des kognitiv-behavioralen Modells abgehandelt werden, sind diese selbstverständlich nicht genuin der KVT zuzuordnen.

2.1 Entstehung und Aufrechterhaltung der Bulimia nervosa

Multifaktorielles Bedingungsmodell

Die Entstehung und Aufrechterhaltung der BN wird in der aktuellen Forschung und Praxis als multifaktorielles Bedingungsmodell aufgefasst. Dabei sind sowohl individuelle – d.h. biologische, psychische und verhaltensbezogene Faktoren – als auch umweltbezogene Faktoren sowie deren Interaktion von Bedeutung. Bei der Darstellung dieser für die Entstehung und Aufrechterhaltung relevanten Faktoren wird dabei die in allen Modellen vorgenommene Unterteilung der Ätiologie von Essstörungen in prädisponierende, auslösende und aufrechterhaltende Bedingungen beibehalten, wobei sich diese wiederum sowohl auf individuelle Faktoren (psychische, biologische, verhaltensbezogene Faktoren) als auch auf Umweltfaktoren sowie deren Interaktion beziehen können. Die Analyse der Aufrechterhaltung wird über die klassische Problem- und Verhaltensanalyse (Aktualgenese) unter Berücksichtigung empirischer Befunde zu prädisponierenden und auslösenden Faktoren für das Problemverhalten der BN (d.h., Essanfälle und unangemessenes kompensatorisches Verhalten) vorgenommen.

2.1.1 Prädisponierende Faktoren

Prädisponierende Faktoren beziehen sich auf Faktoren und Mechanismen, die zur Störungsentwicklung – im vorliegenden Fall der BN – beigetragen haben. Einige dieser Entstehungsbedingungen sind auch im Hinblick auf die Aufrechterhaltung der BN von Relevanz (z.B. ein internalisiertes Schlankheitsideal, Impulsivität). Andere Entstehungsbedingungen sind hingegen nicht mehr akut, können aber auf den Verlauf einer Erkrankung immer noch Einfluss nehmen (z.B. Gen-Umwelt-Interaktionen). Eine Zusammenfassung der in den folgenden Abschnitten beschriebenen Faktoren findet sich in Tabelle 2.

Tabelle 2: Prädisponierende Faktoren der Bulimia nervosa

Individuelle Faktoren	Umweltfaktoren
• Erblichkeit • Genetisch bedingte Veränderungen in der Appetit-, Stimmungs- und Gewichtsregulation • Adipositas im Kindesalter • Diätverhalten und Fasten • Sorgen um Figur und Gewicht • Inhibitionsdefizite • Perfektionismus	• Elterliche bzw. familiäre Essprobleme • Sexueller, körperlicher und emotionaler Missbrauch • Soziokultureller Schlankheitsdruck

Erblichkeit und andere biologische Faktoren. Nach den Ergebnissen einiger weniger Studien zur Erblichkeit der BN (für einen Überblick siehe Baker, Janson, Trace & Bulik, 2015) scheinen genetische Faktoren an der Entstehung der BN mitbeteiligt zu sein. So weisen Verwandte ersten Grades von Personen mit BN eine ca. vierfach erhöhte Wahrscheinlichkeit einer Lebenszeitdiagnose BN und AN auf. Auch in populationsbasierten Zwillingsstudien ergab sich für eineiige Zwillingsgeschwister erkrankter Patientinnen mit BN eine höhere Wahrscheinlichkeit, ebenfalls an einer BN zu erkranken als bei zweieiigen Zwillingen. Der Einfluss der Erblichkeit für die BN variiert je nach Studie allerdings zwischen 28 % und 83 %. Kopplungsstudien hingegen, die die Möglichkeit bieten, spezifische Regionen von Chromosomen zu identifizieren, die eine Person zu einer bestimmten Störung prädisponieren, stehen im Bereich der BN noch am Anfang. So ist eine signifikante Kopplung der BN mit dem Chromosom 10p und 14q belegt. Allerdings stehen Replikationen hierzu sowie genomweite Assoziationsstudien (mit ausreichender Stichprobengröße) im Bereich der BN noch aus.

Erblichkeit und andere biologische Faktoren

Kandidatengen-Assoziationsstudien, die den Zusammenhang der BN mit einem spezifischen Gen untersuchten, haben v. a. den Zusammenhang mit Genen des serotonergen und dopaminergen Systems getestet, die einen Einfluss auf Appetit, Stimmung und Gewichtsregulation nehmen. In Bezug auf das serotonerge System (v. a. der Serotonintransporter 5-HTTLPR sowie die Serotoninrezeptoren 5-HT2A, 5-HT2C) sind die Befunde in Bezug auf die BN allerdings uneinheitlich (Baker et al., 2015). So konnte lediglich eine Studie, noch dazu mit einer kleinen Stichprobe, eine Assoziation der BN mit dem Serotonintransporter 5-HTTLPR berichten. Dies konnte in neueren Metaanalysen allerdings nicht gezeigt werden. Ebenfalls ergaben sich uneinheitliche Befunde für den Serotoninrezeptor 5-HT2A. Im Unterschied zur AN scheint der 5-HT2C Rezeptor nicht mit der BN assoziiert zu sein. Weniger ist bekannt über den Zusammenhang von Ghrelin – einem gastrointestinalen appetitanregenden Hormon – und BN. Allerdings fand eine Studie einen Zusammenhang der 171T/C Genvariante des Ghrelin Rezeptor Gens (Growth Hormone Secretagogue Rezeptor [GHRS]) mit BN dahingehend, dass der CC Typus des GHRS Gens bei Frauen mit BN signifikant häufiger vorkam als bei gesunden Frauen. Darüber hinaus zeigte sich eine signifikante Assoziation des mit Übergewicht assoziierten FTO Gens (fat mass and obesity associated gen) mit der BN. Insbesondere fanden sich Hinweise auf einen Zusammenhang zwischen dem A-Allel des Single Nucleotide Polymorphismus (SNP) rs9939609 und der BN.

Gen × Umwelt-Interaktionen. Während die erwähnten Studien zeigen, dass genetische Faktoren nicht allein für die Entstehung einer BN verantwortlich sind, liefern einige Studien Hinweise, dass genetische Faktoren in der Interaktion mit Umweltfaktoren von Relevanz sein könnten. So zeigten Studien eine stärkere Ausprägung psychischer Merkmale (wie z. B. Sensation-Seeking,

Gen × Umwelt-Interaktionen

unsichere Bindung, dissoziales Verhalten) bei Frauen aus dem bulimischen Spektrum mit früherem sexuellen, physischen oder emotionalen Missbrauch, die Träger des kurzen 5-HTTLPR Allels waren. Ähnliche Befunde zeigen sich auch in Bezug auf das dopaminerge System. So wurden höhere Werte im Sensation-Seeking bei Frauen mit einer BN-Spektrum-Diagnose mit früherem sexuellen Missbrauch diagnostiziert, die Träger des A1 Allels der DRD2 Taq1A Genvariante waren. Zudem fand sich ein Zusammenhang zwischen niedriger Dopaminaktivität und selbstverletzendem Verhalten (Selbstbericht) bei Frauen mit einer BN-Spektrum-Diagnose: Frauen mit bulimischen Symptomen, die Träger zweier Hochrisiko-Genvarianten (7-R Allel und Val/Val) waren, zeigten in höherem Ausmaß selbstverletzendes Verhalten als Frauen mit BN ohne genetische Risikodisposition bzw. mit nur einem risikodisponierenden Polymorphismus (für eine Überblicksarbeit siehe Baker et al., 2015).

Adipositas im Kindesalter

Adipositas im Kindesalter. Retrospektiv erhobene Daten an Patientinnen mit BN im Vergleich zu Personen mit anderen psychischen Störungen und verglichen mit Personen ohne Diagnose einer psychischen Störung liefern Hinweise, dass Adipositas in der Kindheit ein für die BN relevanter Prädiktor zu sein scheint. Darüber hinaus deuten die retrospektiv erhobenen Befunde auf eine Häufung familiärer (elterlicher) Adipositas bei Personen mit BN im Vergleich zu beiden Kontrollgruppen, aber auch im Vergleich zu Personen mit BES und AN hin. Auch eine neuere retrospektive Interviewstudie zu Risikofaktoren über verschiedene Essstörungen hinweg liefert Evidenz, dass Adipositas in der Kindheit einen Risikofaktor für die BN (und BES) darstellt, wenngleich sich elterliches Übergewicht in dieser Studie weder als Risikofaktor für eine BN noch eine BES zeigte (Hilbert et al., 2014).

Familiäre Transmission bulimischen Essverhaltens

Familiäre Transmission bulimischen Essverhaltens. Retrospektiv erhobene Daten an Patientinnen mit BN im Vergleich zu Personen mit anderen psychischen Störungen und verglichen mit Personen ohne Diagnose einer psychischen Störung deuten darauf hin, dass negative familiäre Erfahrungen (z.B. hohe elterliche Erwartungen, geringer Kontakt, kritische Kommentare über Figur, Gewicht und Essverhalten) und Probleme der Eltern (Alkoholismus, Substanzmissbrauch, Depression) Korrelate der BN darstellen (Jacobi, Hayward, de Zwaan, Kraemer & Agras, 2004).

Querschnitt-Erhebungen liefern Hinweise, dass im Vergleich zu gesunden Kontrollpersonen Patientinnen mit BN ihre Familie als weniger kohäsiv, anpassungsfähig und unterstützend erleben. Zudem scheinen Eltern von Patientinnen mit BN oder anderen Essstörungen eine kritischere Einstellung gegenüber ihren Kindern zu haben (Expressed Emotions) als Eltern gesunder Kinder. Darüber hinaus zeigen Fragebogenerhebungen aus Querschnittstudien, dass Patientinnen mit BN die elterliche Fürsorge im Vergleich zu gesunden Kontrollpersonen als weniger ausgeprägt wahrnehmen und dass eine geringer wahrgenommene elterliche Fürsorge den Schweregrad der BN vorhersagt (Crowther, Smith & Williams, 2015).

Weitere untersuchte familiäre Einflüsse beziehen sich auf die Rolle des Modelllernens und elterlicher Kommunikation bzgl. Feedback und Kommentaren zum Thema Gewicht, Essen und Bewegung im Hinblick auf die Entstehung von Essstörungen. Eine Studie konnte zeigen, dass Mütter von Töchtern mit pathologischem Essverhalten sich hinsichtlich ihres früheren Essverhaltens von Müttern, deren Töchter kein pathologisches Essverhalten aufweisen, unterscheiden. Darüber hinaus zeigen sie öfter pathologisches Essverhalten und haben eine problematische Einstellung gegenüber Körperform und -gewicht ihrer im Hinblick auf das Essverhalten auffälligen Töchter. Eine prospektive Studie über 4 Jahre hinweg mit 5-jährigen Kindern und deren Müttern konnte demgegenüber zeigen, dass ein restriktiver Erziehungsstil bei 5-jährigen Kindern (z. B. Verbote, zu viel oder kalorienreiche Nahrung zu essen) stärkeren Snackkonsum im Labor im Alter von 9 Jahren prädiziert. In dieser Studie war darüber hinaus der Anstieg des Snackkonsums (gemessen anhand eines laborbasierten Geschmackstests) vom 5. bis zum 9. Lebensjahr bei übergewichtigen Mädchen, deren Mütter einen restriktiven Erziehungsstil berichteten, am höchsten. Des Weiteren zeigte sich in einer Untersuchung, dass der Snackkonsum bei Kindern, deren Mütter durch einen sehr hohen oder sehr niedrigen restriktiven Erziehungsstil gekennzeichnet waren, signifikant stärker ausgeprägt war, als bei Kindern, deren Mütter hinsichtlich des restriktiven Erziehungsstil moderat waren (für einen Überblick siehe Crowther et al., 2015).

Darüber hinaus gibt es Hinweise, dass essensbezogene Variablen von Seiten der Mutter (z. B. gezügeltes oder emotionales Essverhalten, Internalisierung des Schlankheitsideals, bulimisches Essverhalten) schon sehr früh einen Einfluss auf das kindliche Essverhalten nimmt. So konnte eine prospektive Studie (Stice, Agras & Hammer, 1999) zeigen, dass mütterliches restriktives Essverhalten und mütterlicher Schlankheitsdrang (sowie ein höherer BMI der Kinder) das Überessen der Kinder im Alter von fünf Jahren vorhersagte.

Des Weiteren fanden sich bedeutsame Korrelationen zwischen negativen (körper- und essensbezogenen) Kommentaren von Seiten der Mutter und Körperunzufriedenheit mit bulimischen Symptomen bei weiblichen Jugendlichen; allerdings scheint der Effekt nicht robust zu sein. In der individuellen Problem- und Verhaltensanalyse ist daher zu eruieren, ob ein solcher Effekt im Einzelfall von Bedeutung ist oder nicht. Zudem wurden Korrelationen zwischen negativen Kommentaren, Schlankheitsdruck und Modelllernen gegenüber der Mutter sowie selbstberichtetem Schlankheitsstreben bei weiblichen Jugendlichen gefunden. Elternbezogene Variablen erklärten dabei 22 % der Varianz in Bezug auf die berichteten bulimischen Symptome der Mädchen (Crowther et al., 2015).

In einer Übersichtsarbeit (Rodgers & Chabrol, 2009) zu den elterlichen Einflüssen auf den soziokulturellen Schlankheitsdruck in Bezug auf die Körperbildstörung und pathologisches Essverhalten zeigte sich über eine Reihe von Studien hinweg, dass der elterliche Einfluss auf körperbezogene Sorgen und das Essverhalten der Kinder über verbale Äußerungen und aktive Ermutigung stärker zu sein scheint als über Modelllernen. Allerdings waren nur 3 der 56 in das Review eingegangenen Studien longitudinal, sodass auch hier nicht auf prospektive Effekte des elterlichen Einflusses auf das Körperbild und pathologisches Essverhalten geschlossen werden kann. Darüber hinaus ist die durch elterliche Variablen aufgeklärte Varianz bei bulimischen Symptomen relativ gering, sodass künftige Studien die Interaktion mit anderen in Bezug auf die Entstehung von Essstörungen relevanten Variablen in den Fokus nehmen sollten. Anzumerken ist zudem die mögliche Entstehung familiärer Dysfunktionen (darunter auch die elterliche Kommunikation) infolge einer Essstörung. So zeigte sich in einer Studie, dass kontrollierendes Verhalten durch die Eltern von Frauen mit BN als vergleichbar mit dem elterlichen Verhalten gegenüber deren Schwestern wahrgenommen wurden, während deren Schwestern die Eltern gegenüber ihren Schwestern mit BN als kontrollierender einschätzten. Zusammenfassend liefern diese Befunde erste Hinweise, dass elterliches Essverhalten und elterlicher Erziehungsstil in Bezug auf das Essverhalten der Kinder einen Einfluss auf das Essverhalten der Kinder haben. Bei anderen Variablen des Erziehungsstils kann vor dem Hintergrund der im Querschnitt oder retrospektiv erhobenen Selbstbericht-Daten und der oftmals fehlenden klinischen Kontrollgruppen keine kausale Schlussfolgerung im Hinblick auf die Rolle der elterlichen Beziehung und familiären Dysfunktion für die Entstehung der BN gezogen werden.

Sexueller, körperlicher und emotionaler Missbrauch

Sexueller, körperlicher und emotionaler Missbrauch. Den Ergebnissen einer aktuellen Metaanalyse zufolge ist die Wahrscheinlichkeit eines sexuellen Missbrauchs bei Personen mit BN im Vergleich zu Personen ohne BN um das 2.73-Fache erhöht, während dies für Personen mit AN nicht der Fall war (Caslini et al., 2016). Ebenfalls zeigten sich signifikant höhere Wahrscheinlichkeiten für andere Formen kindlichen/adoleszenten Missbrauchs. So war die Wahrscheinlichkeit körperlichen Missbrauchs im Vergleich zu Personen ohne BN bei Personen mit BN um das 2.65-Fache und hinsichtlich emotionalen Missbrauchs um das 4.15-Fache erhöht. Allerdings wurden in dieser Metaanalyse nur Querschnittstudien eingeschlossen, sodass kein kausaler Zusammenhang hinsichtlich der zeitlichen Abfolge von Missbrauch und BN in jedwede Richtung geschlussfolgert werden kann.

Einige wenige longitudinale Studien konnten, wenn auch nicht spezifisch für das Vollbild der BN, bestätigen, dass missbräuchliche Erfahrungen in der Kindheit mit spezifischen Ess- und Gewichtsproblemen in der Adoleszenz und dem frühen Erwachsenenalter assoziiert zu sein scheinen. So war in einer Längsschnittstudie die Wahrscheinlichkeit von selbstinduziertem Erbrechen in der Adoleszenz/im frühen Erwachsenenalter bei körperlicher Vernachlässigung oder sexuellem Missbrauch in der Kindheit um mehr als das 6-Fache und die Wahrscheinlichkeit einer Essstörungsdiagnose um das ca. 5-Fache erhöht. Darüber hinaus waren eine Reihe anderer essstörungsrelevanter Symptome in der Adoleszenz/im frühen Erwachsenenalter mit missbräuchlichen Erfahrungen in der Kindheit assoziiert: So war die Wahrscheinlichkeit einer Adipositas bei körperlicher Vernachlässigung um das 4.6-Fache erhöht, striktes Diäthalten bei körperlicher Vernachlässigung um das 3-Fache, und bei sexuellem Missbrauch um das 5-Fache erhöht. Anzumerken ist, dass maladaptives, missbräuchliches Verhalten durch die Väter im Vergleich zu maladaptivem mütterlichem Verhalten eine deutlich stärkere Auswirkung auf die spätere Entwicklung von Essstörungssymptomen einnahm, obwohl es hinsichtlich der allgemeinen Anzahl maladaptiven Verhaltens zwischen den Eltern keine signifikanten Unterschiede gab. In einer weiteren longitudinalen Studie war die Entwicklung einer partiellen BN bei adoleszenten Frauen mit mindestens einer vorangegangenen Episode sexuellen Missbrauchs vor dem 16. Lebensjahr im Vergleich zu adoleszenten Frauen ohne sexuellem Missbrauch in der Vorgeschichte um das 2.5-Fache, bei Frauen mit zwei oder mehreren vorangegangenen Episoden um das 5-Fache erhöht. Bei statistischer Kontrolle soziodemografischer Variablen sowie vorangegangenem restriktivem Essverhalten und psychischer Komorbiditäten (Angst- und Depressionssymptome) blieb der Zusammenhang signifikant. Allerdings ist anzumerken, dass das Vorhandensein eines sexuellen Missbrauchs in der Vorgeschichte in dieser Studie retrospektiv im Alter von 24 Jahren erfasst wurde (alle anderen Variablen wurden longitudinal erfasst).

Demgegenüber zeigt allerdings eine andere Metaanalyse über 37 Längsschnittstudien (Chen et al., 2010), dass bei Vorliegen eines sexuellen Missbrauchs nicht nur die Wahrscheinlichkeit für das Vorliegen einer Essstörung, sondern auch die Wahrscheinlichkeit für das Vorhandensein anderer Lebenszeit-Diagnosen (z.B. Angststörungen, Depression, Schlafstörungen) signifikant erhöht ist. Für die Essstörungen ergab sich in dieser Metaanalyse eine deutliche Erhöhung des Zusammenhangs bei Vorliegen einer Vergewaltigung in der Vergangenheit (6-Fach erhöht), allerdings wurden keine differenziellen Ergebnisse innerhalb der einzelnen Essstörungen berichtet. Demnach scheinen sexueller Missbrauch im Kindes- und Jugendalter, aber auch andere Formen des Missbrauchs in der Kindheit und Jugend ein allgemeiner Vulnerabilitätsfaktor für die Entstehung einer psychischen Störung, nicht aber ein für die BN (und andere Essstörungen) spezifischer Risikofaktor zu sein.

Eine Limitation bei den genannten Studien ist, dass die Definition eines Risikofaktors voraussetzt, dass dieser vor Beginn der jeweiligen Störung eingetreten ist. In den meisten, auch longitudinalen Studien zu Missbrauch und der Entstehung psychischer Störungen wurde dies jedoch nicht untersucht.

Nicht zuletzt sind für ein besseres Verständnis des Zusammenhangs von sexuellem Missbrauch in der Vorgeschichte und der späteren Entwicklung einer Essstörung longitudinale Studien notwendig, die langfristige Folgen von kindlichem Missbrauch in Bezug auf Essstörungen untersuchen. Eine longitudinale Studie von stationär (KVT) behandelten Patientinnen mit der Diagnose einer Essstörung konnte zeigen, dass retrospektiv erhobener sexueller Missbrauch in der Kindheit bei therapieresistenten Patientinnen mit Essstörung (AN, BN und NNB Essstörung) mit einem deutlich schlechteren Therapieverlauf und einer deutlich schlechteren Langzeitprognose über einen 5-Jahres-Katamnesezeitraum hinweg assoziiert ist. Demnach besteht für künftige longitudinale Studien die Notwendigkeit, potenzielle Mediatoren, Moderatoren und Mechanismen des Zusammenhangs von Missbrauch in der Kindheit und der späteren Entwicklung einer Essstörung zu prüfen. So könnten mögliche Mechanismen in der regulatorischen Funktion von Essanfällen, restriktivem Essen und dem Einsatz unangemessener kompensatorischer Maßnahmen zum Umgang mit traumaassoziierten Stressoren liegen. Allerdings stehen empirische Untersuchungen hierzu noch aus.

Soziokulturelle Einflüsse

Soziokulturelle Einflüsse. Der Einfluss eines extremen Schlankheitsideals westlicher Industrieländer auf das Körperbild von Frauen gehört zu den am häufigsten angenommenen und untersuchten soziokulturellen Einflussfaktoren auf Essstörungen. Das „Dual Pathway"-Modell von Stice und Kollegen (Stice, 2016) geht von der Annahme aus, dass ein internalisiertes Schlankheitsideal sowie ein über Medien, Eltern und die Peergroup vermitteltes Schlankheitsstreben zu Körperunzufriedenheit führen. Körperunzufriedenheit soll dem Modell zufolge wiederum über Diäthalten und negativen Affekt bulimisches Essverhalten fördern.

Eine Reihe von Querschnitt- und longitudinalen Studien konnte die Annahmen des Modells empirisch bestätigen. So konnte eine Studie im Querschnitt-Design zeigen, dass wahrgenommener soziokultureller Schlankheitsdruck durch Freunde, Familie, Partner und Medien 71% der Varianz hinsichtlich der bulimischen Symptomatik bei weiblichen Studierenden erklärt. Dabei zeigte sich ein direkter Einfluss von wahrgenommenem Schlankheitsdruck und Körperunzufriedenheit auf bulimische Symptome; darüber hinaus ergab sich ein indirekter Einfluss von wahrgenommenem Schlankheitsideal und Körperunzufriedenheit, der über das internalisierte Schlankheitsideal vermittelt wurde. Wie im Modell angenommen, bestätigte sich im Strukturgleichungsmodell ebenfalls, dass der Einfluss der Körperunzufriedenheit auf bulimische Symptome über Diäthalten und negativen Affekt vermittelt wird, wobei Diäthalten darüber hinaus einen negativen Affekt signifikant vorhersagen konnte. Wichtig in Bezug auf die Rolle soziokultureller Faktoren auf bulimisches Essverhalten ist darüber hinaus, dass in dieser Studie der wahrgenommene Schlankheitsdruck einen direkten Einfluss auf Diätverhalten hatte. Das ist insofern relevant, als demnach Schlankheitsdruck einen direkten Einfluss auf restriktives Essverhalten zu haben scheint, was auch in neueren prospektiven Studien gezeigt werden konnte (für einen Überblick siehe Stice, 2016).

Diäthalten und Fasten

Diäthalten und Fasten. Prospektive Studien konnten einen Einfluss von restriktivem Essverhalten auf bulimische Symptome zeigen, wobei insbesondere Fasten ein starker Prädiktor für die Entwicklung einer (subklinischen) BN über einen 5-Jahreszeitraum zu sein scheint (für einen Überblick siehe Stice, 2016).

Sorgen um Figur und Gewicht/ Körperunzufriedenheit

Sorgen um Figur und Gewicht/Körperunzufriedenheit. Eine Reihe von prospektiven Studien konnte zeigen, dass Körperunzufriedenheit und Sorgen um Figur und Gewicht Risikofaktoren für die Entstehung von Essstörungen und die Entstehung der BN darstellen. So prädizierten Gewichtssorgen und Körperunzufriedenheit im Alter von 15 Jahren die Entwicklung bulimischer Symptome über einen 4-Jahreszeitraum. Ebenfalls prädizierte Körperunzufriedenheit im Alter von 13 Jahren die Entwicklung einer (subklinischen) Essstörung (u.a. bulimischer Symptome) über einen 7-Jahreszeitraum; das Risiko für die Entwicklung einer Essstörung bei körperunzufriedenen Mädchen im Vergleich zu körperzufriedenen Mädchen ist um das 4-Fache erhöht (Stice, 2016).

Inhibitionsdefizite

Inhibitionsdefizite. Persönlichkeits- und Temperamentfaktoren wird eine wichtige Rolle bei der Entstehung von Essstörungen zugeschrieben (Atiye, Miettunen & Raevuori-Helkamaa, 2015). So unterscheiden sich Menschen in ihrer Fähigkeit, wie kontrolliert sie Entscheidungen fällen, Impulse kontrollieren oder ihr Verhalten planen. Menschen mit Essanfallssyndromen berichten im Vorfeld ihrer Essstörung über Probleme im Bereich der Handlungsplanung (Inhibitionsdefizite). Allerdings ist zu bedenken, dass die meisten Befunde zu dieser Thematik aus querschnittlich erhobenen retrospektiven Selbstberichtsdaten stammen, anhand derer sich Risikofaktoren im eigentlichen Sinn nicht erfassen lassen und damit auch keine Kausalaussagen ermöglichen.

Perfektionismus

Perfektionismus. Perfektionismus ist eine Persönlichkeitseigenschaft, die in kognitiv-behavioralen Ätiologie- und Aufrechterhaltungsmodellen eine wichtige Rolle für die Entstehung von Essstörungen einnimmt. Einer Überblicksarbeit zufolge (Farstad, McGeown & von Ranson, 2016) berichten Personen mit BN im Vergleich zu Kontrollpersonen, dass sie sich übermäßig viel mit eigenen Fehlern beschäftigen und sich selbst hohe Standards setzen. Auch retrospektiv erhobene Daten über Kindheitserlebnisse zeigen, dass Perfektionismus mit der späteren Entwicklung einer BN und AN assoziiert ist (Fairburn, Welch, Doll, Davies & O'Connor, 1997; Southgate, Tchanturia, Collier & Treasure, 2008). Andererseits liefern andere Studien Hinweise, dass Perfektionismus auch ein Merkmal von Angststörungen und affektiven Störungen darstellt, was eher für einen allgemeinen Vulnerabilitätsfaktor als für einen störungstypischen Faktor sprechen würde. Allerdings konnte eine weitere Studie zeigen, dass sich Patientinnen mit einer Essstörung (AN und BN) von Personen mit Major Depression oder der Diagnose einer Zwangsstörung zwar in den meisten Perfektionismus-Facetten nicht unterscheiden, dass Patientinnen mit einer Essstörung jedoch durch signifikant höhere persönliche Ansprüche an sich selbst gekennzeichnet sind.

2.1.2 Auslösende Faktoren

Auslösende Faktoren beziehen sich auf Faktoren und Mechanismen, die zeitnah dem ersten Auftreten einer Störung – in diesem Fall der BN – vorausgehen und somit die Erstmanifestation der Störung erklären helfen. Hierzu wird in der empirischen Literatur eine Reihe von Belastungsfaktoren diskutiert. Eine Zusammenfassung der in den folgenden Abschnitten beschriebenen Faktoren findet sich in Tabelle 3.

Tabelle 3: Auslösende Faktoren der Bulimia nervosa

Individuelle Faktoren	Umweltfaktoren
• Impulsivität • Perfektionismus • negative Emotionalität • Selbstwertprobleme • Sorgen um Figur und Gewicht, Körperunzufriedenheit	• kritische Lebensereignisse/Stressoren • negative Kommentare gegenüber Figur und Gewicht

Stressoren/ kritische Lebensereignisse

Stressoren/kritische Lebensereignisse (Umweltfaktoren). Der größte Anteil an Studien zum unmittelbaren Einfluss kritischer Lebensereignisse und unterschiedlicher Stressoren auf die Entstehung von Essstörungen ist retrospektiver Natur. Dabei berichten Personen mit BN im Vergleich zu Kontrollpersonen vermehrt von chronischem, interpersonellem Stress und vermehrt von kritischen Lebensereignissen (hauptsächlich familiäre Störungen und soziale Beziehungen betreffend) über einen Zeitraum von sechs Monaten bis zu einem Jahr vor Störungsbeginn. Allerdings zeigte sich in einer weiteren retrospektiven Erhebung an Personen mit Essstörung (vorwiegend AN und 2 Patientinnen mit BN), Personen mit einer anderen psychischen Erkrankung und gesunden Kontrollpersonen hinsichtlich der meisten erhobenen kritischen und psychosozialen Lebensereignisse lediglich ein Unterschied zwischen Personen mit versus ohne psychischer Störung. Kein Unterschied hingegen ergab sich zwischen Patientinnen mit einer Essstörung und mit einer anderen psychischen Störung. Während sich in einer weiteren retrospektiven Studie bei Personen mit Essstörung ebenfalls Unterschiede im Vorhandensein von chronischem Stress im Jahr vor Beginn der Essstörung im Vergleich zu Kontrollpersonen ergaben, war dieser Zusammenhang v.a. durch die Komorbidität mit anderen psychischen Störungen bedingt (Rojo, Conesa, Bermudez & Livianos, 2006). Darüber hinaus scheinen aber auch frühe kritische Lebensereignisse von Bedeutung zu sein. So konnte eine neuere prospektive Studie u.a. zeigen, dass Mädchen, die bis zu ihrem 10. Lebensjahr einen Familienangehörigen durch Tod verloren hatten (Tod der Mutter, des Vaters oder eines Geschwisterkindes) im Vergleich zu einer Kontrollgruppe eine erhöhte Wahrscheinlichkeit für die Entwicklung bulimischer (nicht aber anorektischer) Symptome im Alter von 26 Jahren aufweisen. Potenzielle Moderatoren und Mediatoren dieses Zusammenhangs sind allerdings noch unklar.

Retrospektive Korrelate der BN

Zusammenfassend können vor dem Hintergrund der oft fehlenden klinischen Kontrollgruppen und den mangelnden longitudinalen Studien kritische Lebensereignisse und Stressoren lediglich als retrospektive Korrelate der BN eingestuft werden. Wenngleich keine kausale Schlussfolgerung in Bezug auf die Rolle dieser Faktoren für die Entstehung der BN gezogen werden kann, kann deren Erfassung für die Fallkonzeption im konkreten Einzelfall aufgrund der oftmals für die Patientinnen subjektiven Bedeutung dennoch sinnvoll sein.

Individuelle Faktoren

Individuelle Faktoren. Verschiedene individuelle Faktoren, wie z.B. impulsives Verhalten oder belohnungsrelevantes Entscheidungsverhalten, gelten als relevante Faktoren für die Erstmanifestation der BN. So scheint bei Personen mit BN impulsives Verhalten generell – und nicht nur im Kontext des Essverhaltens – erhöht zu sein (Farstad et al., 2016): Personen mit BN handeln unter negativer und positiver Stimmung vermehrt impulsiv (negative and positive urgency). Auch im Bereich der Handlungsplanung (fehlendes vorausschauendes Denken) berichten Patientinnen mit BN über mehr Defizite als gesunde Vergleichspersonen.

Verhaltensinhibition

Experimentelle Studien zur Verhaltensinhibition von Patientinnen mit BN liefern allerdings ambigue Ergebnisse: So zeigen Patientinnen mit BN bei behavioralen Aufgaben zur Messung der Inhibitionsleistung in Bezug auf störungsübergreifende (allgemeine) Reize in einigen Studien Inhibitionsdefizite, in anderen Studien konnte der Effekt dagegen nicht gefunden werden (Bartholdy, Dalton, O'Daly, Campbell & Schmidt, 2016). Eindeutiger hingegen sind die Ergebnisse zur Inhibitionsfähigkeit bei störungstypischen Reizen. So liefert eine Metaanalyse Hinweise, dass Patientinnen mit BN im Vergleich zu Kontrollpersonen bei der Präsentation essens- und körperbezogener Reize vermehrt Inhibitionsdefizite aufweisen (Wu, Hartmann, Skunde, Herzog & Friederich, 2013).

Belohnungsrelevantes Entscheidungsverhalten

Auch bei Aufgaben, die *belohnungsrelevantes Entscheidungsverhalten* messen, zeigen Personen mit BN vermehrt (nichtessensbezogene) Entscheidungsdefizite, indem sie sich zum Beispiel in Laborspielen, bei denen mit niedriger

Wahrscheinlichkeit hohe und mit hoher Wahrscheinlichkeit niedrige Geldsummen gewonnen werden können, vermehrt für Ersteres entscheiden (Guillaume et al., 2015; Wu et al., 2016). Offen bleibt, wie diese Entscheidungsdefizite auf die kognitiven Kontrollfunktionen von Patientinnen mit BN Einfluss nehmen. Die in den Studien eingesetzten Aufgaben (meist die IOWA Gambling Task und die Game of Dice Task) simulieren lebensnahes Entscheidungsverhalten in Situationen, die Ungewissheit, Belohnung und Bestrafung beinhalten. Dabei handelt es sich um kognitive Funktionen, die von hohen kognitiven Anforderungen gekennzeichnet sind.

Zusammenfassend scheinen eine Reihe grundlegender kognitiver Kontrollfunktionen in Bezug auf die BN von Relevanz zu sein, wenngleich auch hier aufgrund des querschnittlichen Charakters und der meist fehlenden klinischen Kontrollgruppen keine Aussagen über die Kausalität und Spezifität dieser Defizite in Bezug auf die BN gemacht werden können.

Perfektionismus

Perfektionismus. Hinweise auf die Relevanz von Perfektionismus für die Erstmanifestation der BN liefert eine Studie, die zum einen zeigen konnte, dass sowohl Personen mit derzeitiger als auch Personen mit remittierter BN im Vergleich zu gesunden Kontrollpersonen erhöhte Perfektionismuswerte berichten. Zum anderen berichteten Mütter und Schwestern der Personen mit BN *ohne* eine Lebenszeit-Diagnose einer Essstörung signifikant höhere Perfektionismuswerte als Mütter und Schwestern der Kontrollpersonen *ohne* Diagnose einer Essstörung. Dies liefert einen indirekten Hinweis, dass Perfektionismus ein prädisponierendes Persönlichkeitsmerkmal der BN darstellen könnte. Andererseits berichteten Mütter und Schwestern der Personen mit BN *mit* Lebenszeit-Essstörungsdiagnose ebenfalls vermehrt über Zweifel in Bezug auf eine zufriedenstellende Ausführung geplanter Projekte im Vergleich zu Müttern und Schwestern der Personen mit BN *ohne* Lebenszeit-Essstörungsdiagnose. Letzteres ist eher ein Indiz dafür, dass Perfektionismus eine langfristige Folge von Essstörungen darstellt. Darüber hinaus zeigten andere prospektive Studien, dass Perfektionismus den Beginn bulimischer Symptome vorhersagt und die Esspathologie (über ein Jahr) aufrechterhält, wenngleich andere Studien diesen Zusammenhang nicht finden konnten (Stice, 2002). Neuere Studien liefern hingegen Hinweise, dass Perfektionismus in der Interaktion mit anderen Variablen die Wahrscheinlichkeit bulimischer Symptome erhöht. Für die Problem- und Verhaltensanalyse ist daraus zu schlussfolgern, dass im Einzelfall zu prüfen ist, ob Perfektionismus eine bedeutsame ätiologische Relevanz aufweist.

Negative Emotionalität

Negative Emotionalität. Eine Reihe von prospektiven Studien konnte zeigen, dass eine erhöhte Tendenz zur Wahrnehmung negativer Emotionen die Entstehung bulimischer Symptome vorhersagt (Culbert, Racine & Klump, 2015). Ähnlich wie bei anderen Persönlichkeitsmerkmalen gibt es allerdings keine Studien, die die Entstehung des Vollbildes der BN untersucht haben. Darüber hinaus wurde nur in wenigen Studien eine Differenzierung zwischen anorektischen und bulimischen Symptomen vorgenommen.

Selbstwert. Ähnlich wie Perfektionismus stellt auch ein niedriger Selbstwert einen zentralen Faktor in kognitiv-behavioralen Ätiologiemodellen dar. In Querschnitterhebungen berichten Patientinnen mit BN von einem signifikant niedrigeren Selbstwertgefühl im Vergleich zu gesunden Kontrollpersonen (Caglar-Nazali et al., 2014). Allerdings bleibt bei den meisten Studien unklar, inwiefern die berichteten Selbstwertprobleme Ausdruck und Folge komorbider depressiver Symptome darstellen. Darüber hinaus fehlen bei der BN (zumeist objektivere) behaviorale Maße zur Erfassung des Selbstwertes. Die meisten prospektiven Studien fanden keinen kausalen Zusammenhang zwischen negativem Selbstwert und der Entstehung von Essstörungssymptomen (Stice, 2016). Einschränkend bei diesen prospektiven Studien sind allerdings die fehlenden klinischen Kontrollgruppen, die fehlende Erfassung komorbider psychischer Störungen und die geringe Anzahl der Neuerkrankungen im Follow-up, die meist nur eine Vorhersage von Essstörungssymptomen, aber nicht des Vollbildes einer Essstörung ermöglichen.

Selbstwert

Sorgen um Figur und Gewicht. Es gilt als gesichert, dass eine übermäßige gedankliche Beschäftigung mit der eigenen Figur bzw. dem eigenen Gewicht für die Ausbildung von Essstörungen eine bedeutsame Rolle spielt (Stice, 2016). Es ist davon auszugehen, dass Sorgen um Figur und Gewicht ein zeitlich weiter zurückliegender Risikofaktor wie auch ein Faktor ist, der der Erstmanifestation der Störung zeitnah vorausgeht.

Sorgen um Figur und Gewicht

2.1.3 Aufrechterhaltende Faktoren

Für die Darstellung der aufrechterhaltenden Faktoren der BN wird die situative Verhaltensanalyse auf horizontaler Ebene (S-O-R-K-C-Schema) zur Beschreibung problematischen Verhaltens auf unterschiedlichen Manifestationsebenen unter Berücksichtigung vorausgehender und nachfolgender Bedingungen herangezogen (Ubben, 2017). Eine Zusammenfassung der in den folgenden zwei Abschnitten beschriebenen aufrechterhaltenden Faktoren findet sich in Tabelle 4.

S-O-R-K-C-Schema: Situation (S), Organismus (O), Reaktion (R), Kontingenz (K), Konsequenz (C)

Im Folgenden wird dieses Schema genutzt, um Befunde der BN darin einzuordnen. Allerdings wird hier lediglich auf die S-O-R-C-Formel Bezug genommen, da sich die Kontingenz *K* in der therapeutischen Arbeit häufig nicht valide eruieren lässt. Bezüglich der Beschreibung der Symptomatik der BN (Problembeschreibung) wird hauptsächlich auf Kapitel 1 verwiesen. Entsprechend der gängigen Praxis bei Verhaltensanalysen wird zunächst die BN-Symptomatik basierend auf kognitiv-emotionale, physiologische und verhaltensbezogene Reaktionen (Problemverhalten *R*) beschrieben. Im Anschluss wird dann eine Beschreibung der Bedingungen vorgenommen, die im Sinne der Aktualgenese der BN zur Problemaktualisierung in konkreten Situationen führen. Was die unter den Organismusvariablen abzuhandelnden situationsübergreifenden Bedingungen der BN im Hinblick auf biologische Faktoren, Temperaments- und Persönlichkeitsvariablen etc. betrifft, verweisen wir auf Kapitel 2.1.1 und 2.1.2. Darauf aufbauend werden dann mögliche Konsequenzen des Problemverhaltens dargestellt.

Tabelle 4: Aufrechterhaltende Faktoren der Bulimia nervosa

Individuelle Faktoren	Umweltfaktoren
• Schlankheitsdruck • enge Verknüpfung von Selbstwert und Körper • störungstypische Aufmerksamkeits- und Gedächtnisprozesse (z. B. selektive Betrachtung negativ bewerteter Körperteile) • ungünstige Vergleiche mit anderen Personen in Bezug auf Figur und Gewicht • Selbstwertprobleme • restriktives Essverhalten und kognitive Nahrungsrestriktion • negativer Affekt • Emotionsdysregulation	• Exposition gegenüber Nahrungsmitteln • gesellschaftlich determiniertes Schlankheitsideal • leistungsbezogene, evaluative und soziale Stressoren

2.1.3.1 Beschreibung des Problemverhaltens

Im S-O-R-C-Schema wird das Problemverhalten *R* auf unterschiedlichen Manifestationsebenen erfasst. Diese beinhalten sowohl kognitiv-emotionale als auch physiologische und verhaltensbezogene Reaktionen. Diese Systematik wird im Folgenden bei der Beschreibung der BN vorgenommen.

Verhaltensebene

Verhaltensebene. Auf der Verhaltensebene manifestiert sich das Problemverhalten von Patientinnen mit BN in den regelmäßig auftretenden Essanfällen und dem anschließenden Einsatz unangemessener kompensatorischer Maßnahmen.

Beispiel:

„Nach der Suppe zum Abendessen habe ich es einfach nicht mehr ausgehalten. Ich habe die Vorratsschränke und den Kühlschrank geöffnet und erstmal alles in mich hineingestopft, was da war: einen halben Liter Stracciatellajoghurt, Kartoffeln vom Vortag, ein Glas Erdnussbutter, Käse, Wurst, die Schokoladentafel, die Oreo-Kekspackung und die Paprikachips Tüte, die restlichen Nudeln meiner Mitbewohnerin und 2 Liter Cola.

> Danach kamen die Angst und der Brechdruck und ich musste mich übergeben. Ich war erschöpft, und wollte mich nur noch in mein Zimmer verkriechen und kam mir vor wie der größte Versager."

Im Unterschied zu einem über den ganzen Tag verteilten übermäßigen Ess- und/oder Naschverhalten, das beispielsweise bei Personen mit Übergewicht beobachtet werden kann, beschreiben Patientinnen mit BN einen unkontrollierten Verzehr von ungewöhnlich großen Nahrungsmengen innerhalb einer Zeitspanne von bis zu 2 Stunden. Dabei handelt es sich meist um schnell verfügbare kalorienreiche Nahrungsmittel und um Essen, das im alltäglichen Nahrungsmittelkonsum oftmals vermieden wird. Im Unterschied zur BES sind Beginn und Ende der Essanfallepisoden bei Betroffenen mit BN in der Regel klarer umgrenzt, wenngleich die Diagnosesysteme keine Gesamtkalorienanzahl für einen Essanfall vorgeben. Orientieren sollten sich Diagnostiker an einer Essensmenge, die üblicherweise in vergleichbaren Situationen gegessen werden würde. Patientinnen mit BN fühlen sich ihren Essanfällen ausgeliefert, da sie keine Kontrolle darüber haben, wie viel und was während einer Essanfallepisode gegessen wird. Allerdings können Essanfälle trotz des Kontrollverlustes bei einem unerwarteten Eintreten von Personen beendet werden und später fortgesetzt werden; darüber hinaus kommt es vor, dass Betroffene Essanfälle planen.

Die Angst vor einer Gewichtszunahme ist nach einem Essanfall ca. dreimal höher als nach einer regulären Mahlzeit und führt in der Regel zum Einsatz unangemessener kompensatorischer Maßnahmen. Am häufigsten greifen Betroffene zu selbst herbeigeführtem Erbrechen; andere gegensteuernde Maßnahmen beinhalten den Einsatz von Mitteln zur Magen-Darm-Entleerung (Laxantien, Diuretika, Einläufe) und exzessives Sporttreiben. Auch ein gezügelter, stark kalorienreduzierter Essstil bis hin zu längerem Fasten wird oftmals als gegensteuernde Maßnahme eingesetzt. Seltenere und meist nicht ausschließlich durchgeführte Maßnahmen der Gewichtskontrolle beinhalten den Missbrauch von Schilddrüsenhormonen.

Kognitive Ebene des Problemverhaltens

Kognitive Ebene des Problemverhaltens. Einer genauen kognitiven Analyse des Problemverhaltens muss oftmals eine Phase der systematischen Selbstbeobachtung vorausgehen, da Patientinnen gerade zu Therapiebeginn Essanfälle mit Gedanken wie „Ich kann dann einfach nicht anders. Das ist dann stärker als ich" oder als reines „Blackout" beschreiben. Erst durch die systematische Selbstbeobachtung anhand des Einsatzes von Essprotokollen (s. Kap. 3) können den Patientinnen dem Problemverhalten vorausgehende und begleitende Gedanken im Therapieverlauf bewusst zugänglich und damit verbalisierbar gemacht werden.

Im Rahmen dieser systematischen Selbstbeobachtung ist für die Identifikation der kognitiven Aspekte des Problemverhaltens die Erfassung vorausgehender situativer Bedingungen hilfreich. So fällt es Patientinnen mit BN zunächst leichter, von Situationen, die dem Essanfall vorausgingen, zu berichten. Diese beinhalten oftmals u.a. interpersonelle (z.B. Streit mit der Mutter) und leistungsbezogene Stressoren (z.B. ein Fehler in der Arbeit), unerwartete Ereignisse (z.B. eine kurzfristige Absage einer Verabredung durch eine Freundin), oder aber eine längere Phase restriktiven Essverhaltens. Eine detailliertere Exploration vorausgehender situativer Bedingungen kann den Patientinnen die Verbalisierung begleitender Kognitionen erleichtern (z.B. Streit mit Mutter: „Ich hatte das Gefühl, keiner versteht mich"; Fehler in der Arbeit „Ich bin ein Versager"; unerwartete Absage: „Ich bin einfach nicht wichtig genug"; Phase restriktiven Essens oder Phase kognitiver Restriktion: „Ich darf das eigentlich nicht essen, kann jetzt aber nicht anders"). Auch die Erfassung von inneren Vorstellungsbildern kann für die Identifikation der kognitiven Aspekte des Problemverhaltens hilfreich sein. Dabei sollte man den Fokus nicht ausschließlich auf visuelle, sondern auch auf andere Sinnesmodalitäten (riechen, schmecken, fühlen, hören) legen. Diese können zum Beispiel Bilder sein, anhand derer Patientinnen sich den letzten Essanfall konkret vorstellen und dabei bemerken, wie sie sich während des Essanfalls innerlich beruhigen, oder aber wie sie nach dem Essanfall zu platzen drohen.

Emotionale Ebene des Problemverhaltens

Emotionale Ebene des Problemverhaltens. Im Zusammenhang mit den dem Essanfall vorangehenden situativen Bedingungen und Gedanken erleben Patientinnen mit BN meist eine Reihe negativer Emotionen. Darüber hinaus erleben sie in Bezug auf den Essanfall Gefühle der Ohnmacht, der Hilflosigkeit und des Versagens sowie in Bezug auf die drohende Gewichtszunahme Angst.

Körperliche Ebene des Problemverhaltens

Körperliche Ebene des Problemverhaltens. Körperlich begleitet werden Essanfälle häufig von einem starken Heißhunger/Craving und einer inneren Anspannung. Die Kompensationsmaßnahmen werden oftmals ebenfalls von einer starken inneren Anspannung („Ich habe das Gefühl zu platzen") begleitet. Anzumerken ist, dass auch die körperlichen Aspekte des Problemverhaltens den Patientinnen zunächst oftmals schwer zugänglich sind und der Einbezug der systematischen Beobachtung in Form von Essprotokollen oder die Imagination des Problemverhaltens die Identifikation und Verbalisierung dieser Aspekte erleichtern kann.

2.1.3.2 Situative Merkmale

Gedanken, Vorstellungen und Stimmungslagen

Die im S-O-R-C-Schema berücksichtigte S-Variable bezieht sich auf aktuelle sowie überdauernde interne oder externe Stimuli (Ereignisse bzw. Vorbedingungen), die dem Problemverhalten unmittelbar vorausgehen. Während interne Stimuli *(Si)* sich u.a. auf Gedanken, Vorstellungen und Stimmungslagen beziehen und für die Verhaltenssteuerung von hoher Relevanz sind, können externe Stimuli (*Se*; z. B. räumliche und zeitliche Bedingungen, Situationen, Anforderungen) nicht per se verhaltenswirksam werden. Demnach können externe Stimuli lediglich über internale, kognitive Aspekte (z. B. Wahrnehmungs- und Aufmerksamkeitsprozesse, innere Verarbeitungen, Erwartungen) verhaltenswirksam werden. Allerdings sind die externen Bedingungen, unter denen Essanfälle zusammen mit unangemessenen kompensatorischen Maßnahmen auftreten, sowohl aus diagnostischer als auch aus therapeutischer Sicht durchaus von Relevanz, sodass trotz der konzeptuellen Schwächen dennoch eine Unterscheidung zwischen *Si* und *Se* in Bezug auf die BN-Symptomatik vorgenommen wird.

Externe Faktoren

Schlankheitsdruck

Schlankheitsdruck. Vor dem Hintergrund des gesellschaftlich determinierten Schlankheitsideals ist die Überbewertung von Figur und Gewicht in Bezug auf den Selbstwert nicht nur für die Entstehung, sondern auch für die Aufrechterhaltung der BN von Bedeutung. So zeigte eine prospektive Studie, dass Körperunzufriedenheit – als emotionales Korrelat der Körperbildstörung – zu Untersuchungsbeginn einen chronischen Verlauf der Essstörungssymptomatik nach 5 Jahren bei Frauen mit BN prädizierte (Fairburn et al., 2003). Darüber hinaus zeigen Behandlungsstudien einen ungünstigeren Therapieverlauf bei Patientinnen mit BN, die zu Therapiebeginn eine stark ausgeprägte Körperunzufriedenheit haben. Eine hohe Körperunzufriedenheit zu Therapieende ist ebenfalls positiv mit der Rückfallrate der BN korreliert.

Anzumerken ist, dass über die Nosologie der BN hinaus auch experimentelle Studien Hinweise liefern, dass die Bewertung des eigenen Körpers einen erheblichen Einfluss auf das Selbstkonzept der Patientinnen einnimmt. So führten Probandinnen mit BN und gesunde Kontrollpersonen eine Aufgabe durch, bei der positiv (z. B. Wenn ich Gewicht verliere ...) oder negativ (z. B. Wenn ich an Gewicht zunehme) formulierte körperbezogene Sätze mit einem positiv (z. B. fühle ich mich gemocht) oder negativ (z. B. fühle ich mich abgelehnt) valenten interpersonellen oder leistungsbezogenen Satz präsentiert wurden. Aus den unterschiedlichen Kombinationsmöglichkeiten ergaben sich kongruente (z. B. Wenn ich an Gewicht zunehme, fühle ich mich abgelehnt) und inkongruente (z. B. Wenn ich an Gewicht zunehme, fühle ich mich gemocht) Paare von Sätzen. Die Aufgabe der Probandinnen bestand darin, die Valenz eines Satzes über einen bestimmten Tastendruck zu beurteilen. Abhängige Variablen waren neben dem Selbstbericht (Rating zur subjektiven Nichtübereinstimmung der beiden Sätze) auch die Reaktionszeiten sowie die neuronale Reaktion („Hirnantwort" im Sinne der Amplitude der N400, einem elektrokortikalen Potenzial), die bei affektiv inkongruenten Sätzen eine stärkere

Negativierung nach Darbietung des jeweiligen Satzes zeigt. Während bei gesunden Kontrollpersonen kongruente und inkongruente Satz-Paare vergleichbare Reaktionszeiten und eine vergleichbare „Hirnantwort" (N400-Amplitude) aufwiesen, waren in der BN-Gruppe die Reaktionszeiten und die Negativierung der N400 in der inkongruenten Bedingung signifikant höher als in der kongruenten Bedingung. Vergleichbare Ergebnisse zeigten sich auch auf der Ebene des Selbstberichts. Das bedeutet, dass bei Personen mit BN gewichts- und körperbezogene Inhalte eng mit dem (nicht körperbezogenen) Selbstwert verknüpft sind, während dies bei gesunden Personen nicht der Fall ist. Dies ist insofern wichtig, als eine Reihe von experimentellen Untersuchungen zeigen konnte, dass Patientinnen mit BN eine störungstypische Form der körperbezogenen Informationsverarbeitung aufweisen. So vermeiden Personen mit BN den Anblick von Bildern, auf denen ihr eigener Körper abgebildet ist und lenken ihre Aufmerksamkeit verstärkt auf Bilder von Personen, die ein niedriges Körpergewicht (Body Mass Index) haben. Demnach sind Patientinnen mit BN vermehrt durch Aufwärtsvergleiche gekennzeichnet, die wiederum mit der eigenen Attraktivitäts- und Figurbewertung negativ korrelieren. Wichtig ist des Weiteren, dass diese störungstypischen Muster nicht nur in Situationen auftreten, in denen Patientinnen mit BN mit einem Vergleichskörper konfrontiert werden, sondern auch in Situationen, in denen sie ausschließlich mit dem eigenen Körper konfrontiert sind. So zeigte sich, dass Patientinnen mit BN bei der Konfrontation mit dem eigenen Körper im Spiegel ihre Aufmerksamkeit signifikant stärker auf negativ bewertete im Vergleich zu positiv bewerteten Körperzonen lenken, während gesunde Kontrollpersonen eine ausgewogene Betrachtung des eigenen Körpers vornehmen.

Dysfunktionale Informationsverarbeitung

Demnach weisen BN Patientinnen eine dysfunktionale Informationsverarbeitung sowohl in körperbezogenen Vergleichssituationen als auch in Situationen auf, in denen sie ausschließlich den eigenen Körper kognitiv verarbeiten. Diese dysfunktionale Informationsverarbeitung kann auch das Selbstkonzept der Patientinnen in anderen Bereichen (z. B. Leistungs- oder Beziehungsbereich) negativ beeinflussen. Auch umgekehrt ist es denkbar, dass die Aktivierung eines negativen Selbstkonzeptes – z. B. im interpersonellen Bereich durch einen Streit mit dem Partner – zu stärkeren Figur- und Gewichtssorgen führt. Studien aus dem präklinischen Bereich liefern Hinweise für einen bidirektionalen Zusammenhang: Bei gesunden Frauen mit gezügeltem Essverhalten führte eine Aktivierung des Körperschemas tendenziell zu einer Reduktion des Selbstwertes, während dies bei Frauen ohne gezügelten Essstil zu einer Verbesserung des Selbstwertes führte. Ähnliche Befunde zeigten sich bei der Verstärkung der Körperunzufriedenheit: Bei Frauen, die eine hohe Körperunzufriedenheit aufwiesen, wurde die Körperunzufriedenheit bei einer Spiegelexposition verstärkt, wenn ihr Selbstwertgefühl negativ beeinflusst wurde.

Merke

Das Körperbild bei Patientinnen mit BN ist eng mit dem Selbstwert bzgl. unterschiedlicher Themen verknüpft. Demnach sollten im Rahmen der Problem- und Verhaltensanalyse über die Erfassung des körperbezogenen Selbstwertes hinaus auch leistungsbezogene und soziale Aspekte des Selbstwerts erfasst werden, da diese eng mit dem Körperbild von Patientinnen mit BN verknüpft zu sein scheinen. Darüber hinaus weisen Patientinnen mit BN durch visuelle Aufwärtsvergleiche bei der Betrachtung konkurrierender Körperbilder und durch eine vermehrte Verarbeitung negativ valenter im Vergleich zu positiv valenten Körperzonen bei der Verarbeitung des eigenen Körpers einen Aufmerksamkeitsstil auf, der vermutlich zur Überbewertung der Figur und des Gewicht beiträgt.

Konfrontation mit Nahrungsreizen

Konfrontation mit Nahrungsreizen. Eine Reihe von experimentellen Untersuchungen liefert Hinweise, dass Patientinnen mit BN Nahrungsreize störungstypisch verarbeiten. So zeigte sich, dass Personen mit BN im Vergleich zu gesunden Kontrollpersonen ihre Aufmerksamkeit vermehrt auf Essens- im Vergleich zu anderen Reizen lenken. Darüber hinaus scheinen v. a. hochkalorische Nahrungsmittelreize ambivalent verarbeitet zu werden. So zeigte sich in einer neueren Studie anhand der Messung von Blickbewegungen bei der Betrachtung von Nahrungsmittelreizen, dass Personen mit subklinischer BN initial ihre Aufmerksamkeit schneller auf hochkalorische niedrigkalorische Reize sowie Reize ohne Bezug zu Nahrungsmitteln lenken, dass sie allerdings in der Folge den Anblick hochkalorischen Essens vermeiden. Dies könnte unter anderem mit der stärkeren Präferenz für Speisen mit höherem Zucker- und Fettgehalt von Personen mit BN im Vergleich zu Personen ohne BN zusammenhängen. Aus lerntheoretischer Sicht könnte demnach das auf die initiale Hinwendung folgende Vermeidungsverhalten einen kurzfristigen Versuch der Reduktion der Bedeutung (Salienz) von hochkalorischen Nahrungsreizen darstellen, was allerdings langfristig zur Aufrechterhaltung der gesteigerten Präferenz für solche Nahrungsreize führen könnte. Des Weiteren zeigte sich, dass Patientinnen mit BN unabhängig vom momentanen subjektiven Hungergefühl vorab auditiv präsentierte hoch- und niedrigkalorische Essensreize im Vergleich zu Kontrollwörtern vermehrt erinnern, allerdings nur hochkalorische Nahrungsmittel als unangenehm bewerten.

Theorie der Belohnungssensitivität

Die Befunde lassen sich gut in die Theorie der Belohnungssensitivität einordnen. Im Einklang mit den Prinzipien der assoziativen Konditionierung besagt die Theorie, dass Reize, die häufig mit Belohnung gekoppelt sind (z. B. Essensreize), zu einer leichteren Ausschüttung von Botenstoffen (Neurotransmittern), insbesondere dem Dopamin, im Gehirn führen, die die Nervenzellen erregen (dopaminerges System). Bei einer Konfrontation mit Nahrungsmitteln oder Bildern bzw. Gerüchen von Nahrungsmitteln sollte dies folglich zu körperlicher Erregung und einem gesteigerten Verlangen nach Nahrung führen. Dies sollte wiederum die Wahrscheinlichkeit eines Essanfalls erhöhen. Da gemäß dieser Theorie Essensreize Belohnung vorhersagen, wird eine verstärkte Aufmerksamkeitslenkung auf Essensreize bei Patientinnen mit BN prognostiziert. Eine Reihe von empirischen Befunden stützt diese Annahmen: Wenn Patientinnen mit BN hochkalorische Nahrungsmittel sahen, schmeckten oder den Geruch dieser wahrnahmen, verstärkte sich ihr Bedürfnis nach Essen (Essdrang). Die Speichelproduktion (als körperliche Vorbereitung auf Nahrungsaufnahme) und das Gefühl, die Kontrolle gegenüber dem Essen zu verlieren, nahmen zu. Zudem berichtete die Mehrheit der Patientinnen mit BN über ein gesteigertes Verlangen nach Nahrung kurz bevor sie einen Essanfall hatten. Des Weiteren gingen eine gesteigerte körperliche Erregung (Fingerpuls) und ein erhöhtes subjektiven Verlangen nach Nahrung dem Verzehr hochkalorischer Nahrungsmittel in einem verdeckten Geschmackstest bei Patientinnen mit BN voraus (Nederkoorn, Smulders, Havermans & Jansen, 2004). Die hohe Bedeutung hochkalorischer Nahrungsmittel für Patientinnen mit BN zeigte sich darüber hinaus in der verstärkten ersten Aufmerksamkeitslenkung auf diese Reize (Brooks et al., 2011). Aufgrund des damit zusammenhängenden Kontrollverlusts kann es im weiteren Verlauf zu einer Vermeidung dieser Reize kommen. So zeigen Studien, dass Patientinnen mit BN neben dem verstärkten Interesse für hochkalorische Nahrungsmittel auch über vermehrten negativen Affekt berichteten.

Merke

Patientinnen mit BN verarbeiten Nahrungsmittelreize ambivalent. Zum einen haben Nahrungmittelreize eine hohe Bedeutung (Salienz) für Patientinnen mit BN, die sich u.a. durch eine verstärkte initiale Aufmerksamkeitslenkung auf diese Reize äußert und das Craving hierfür erhöht. Der empfundene Kontrollverlust und der damit zusammenhängende negative Affekt können zum anderen in der Folge zu einer Vermeidung von Nahrungsmittelreizen führen. Aus lerntheoretischer Sicht könnte dieses Vermeidungsverhalten die Bedeutung (Salienz) dieser Nahrungsmittel verstärken.

Stressoren

Stressoren. Neben der Konfrontation mit dem eigenen Körperbild und mit Nahrungsmittelreizen werden in der Literatur auch belastende Ereignisse (Stressoren) mit bulimischem Essverhalten in Verbindung gebracht. So weisen experimentelle Studien an Personen mit bulimischen Symptomen bzw. dem Vollbild einer BN auf einen Anstieg des Essdrangs infolge unterschiedlicher leistungsbezogener, evaluativer und sozialer Stressoren hin. Gleichermaßen konnte eine Feldstudie zeigen, dass der subjektiv berichtete Stress bei Patientinnen mit BN an Tagen mit Ess-Brechanfällen signifikant höher ist als an anderen Tagen sowie vor Ess-Brechanfällen zunehmend ansteigt (Smyth et al., 2007).

Interne Faktoren

Restriktives Essverhalten und kognitive Nahrungsrestriktion. Restriktives Essverhalten ist ein zentraler Auslöser der Essanfälle von Julia M.:

Restriktives Essverhalten und kognitive Nahrungsrestriktion

> **Fallbeispiel: Julia M.**
>
> Julia M. beschreibt, sich seit mehreren Jahren tagsüber sehr restriktiv zu ernähren. Vormittags trinke sie immer eine Tasse Kaffee, die sie ohne Zucker und ohne Milch trinke; dazu esse sie eine halbe Schreibe Brot, mehr versuche Sie vormittags nicht zu sich zu nehmen, was ihr auch meistens gelinge. Mittags würde Sie meistens einen Salat mit einer Scheibe Brot und eine Suppe zu sich nehmen, da sie versuche, Kohlenhydrate weitestgehend zu vermeiden. Meist würde sie dann der Heißhunger am späten Nachmittag überfallen. Sie fühle sich diesem Heißhunger ausgeliefert und habe das Gefühl, daraufhin Essen verschlingen zu müssen. Oft komme es auch vor, dass sie zunächst alle Vorräte esse und dann noch Essen im Supermarkt kaufe, das sie schon auf dem Weg nach Hause verschlinge. Ein Essanfall ziehe sich meistens über eine Stunde hin, im Anschluss fühle sie sich schrecklich und habe panische Angst, an Gewicht zuzunehmen. Dann verspüre sie den Drang, das Essen wieder los zu werden. Sie trinke dann meist einen Liter Cola, um möglichst viel von dem Gegessenen erbrechen zu können.

Das Fallbeispiel verdeutlicht, dass restriktives Essverhalten, Hunger und selbst auferlegte Diätregeln einen unmittelbaren Vorläufer der Essanfälle von Julia M. darstellen.

Mehrere Studien konnten zeigen, dass restriktives Essverhalten, wie z. B. die Orientierung an subjektiv erlaubten Kalorienmengen pro Tag anstelle der Orientierung an Hunger und Sättigungsgefühlen, Essanfälle begünstigt. Auch ergaben experimentelle Studien an Personen mit BN Hinweise auf eine erhöhte Anzahl konsumierter Kalorien in einem Geschmackstest infolge einer Nahrungsdeprivation im Vergleich zu einer Kontrollbedingung, in der die Teilnehmerinnen gesättigt waren. Das Ausmaß selbstberichteten restriktiven Essverhaltens bei Patientinnen mit BN sagt darüber hinaus auch Essanfälle am darauffolgenden Tag vorher. Die Wahrscheinlichkeit eines Essanfalls steigt dabei mit der Dauer der Nahrungsrestriktion an. Auf neuronaler Ebene zeigt sich, dass Nahrungsdeprivation mit einer verstärkten Aktivierung von Hirnarealen einhergeht, die im Zusammenhang mit Aufmerksamkeit, Belohnung und Motivation stehen (Stice, Burger & Yokum, 2013).

Nahrungsdeprivation

Hinsichtlich der Auslöser von Essanfällen liefern die Ergebnisse einer Metaanalyse von Feldstudien bei Patientinnen mit der Diagnose einer BN oder einer BES (Haedt-Matt & Keel, 2011a) des Weiteren Hinweise, dass der selbstberichtete Hunger unmittelbar vor einem Essanfall signifikant höher ist als das im Durchschnitt wahrgenommene Hungergefühl. Darüber hinaus zeigte sich in dieser Metaanalyse, dass der selbstberichtete Hunger unmittelbar vor einem Essanfall signifikant *niedriger* war als der selbstberichtete Hunger vor einer regulären Mahlzeit. Den Ergebnissen zufolge könnte ein geringeres Hungergefühl vor der Nahrungsaufnahme dazu führen, dass die darauf folgende Einnahme einer Mahlzeit als übermäßig groß wahrgenommen wird. Diese Ergebnisse weisen u. a. auf den möglichen Unterschied einer körperlichen und einer psychischen Deprivation hin: Psychische Deprivation könnte eher die Folge einer *kognitiven* Restriktion in Bezug auf bestimmte Nahrungsmittel sein als Folge einer Fastenperiode. In der Tat zeigt eine Reihe experimenteller Studien, dass kognitive Restriktion im Sinne eines Essverhaltens nach selbst auferlegten Diätregeln zu Überessen führen kann (Polivy, Coleman & Herman, 2005), vor allem in Situationen, in denen die Person kognitiv oder emotional gefordert ist. Für die Problem- und Verhaltensanalyse lässt sich daraus ableiten, dass eine genaue Erfassung der Mahlzeitenstruktur und der kognitiven Restriktion an Tagen mit und ohne Essanfälle/kompensatorische Maßnahmen unerlässlich ist.

Genaue Erfassung der Mahlzeitenstruktur und der kognitiven Restriktion an Tagen mit und ohne Essanfälle/kompensatorische Maßnahmen

Merke

Tatsächliche aber auch kognitive Nahrungsrestriktion können zur Auslösung von Essanfällen führen. Eine detaillierte Erfassung der Mahlzeitenstruktur und begleitender kognitiver Aspekte ist daher wichtig.

Negativer Affekt

Negativer Affekt. Verschiedene Studien und eine Metaanalyse zeigen, dass negativer Affekt bulimisches Essverhalten auslöst. Des Weiteren hängt eine Reduktion depressiver Symptome zu Behandlungsbeginn (d.h. innerhalb der ersten vier Behandlungswochen) mit der Remission bulimischer Symptome zusammen, was die aufrechterhaltende Rolle negativer Affekte bei der BN verdeutlicht.

Stimmungsverschlechterung im Vorfeld eines Essanfalls

Im Unterschied zur BES haben die meisten Feldstudien im Bereich der BN lediglich die Intensität des negativen Affekts im Vorfeld der Essanfälle und des Kompensationsverhaltens untersucht. Es wurden allerdings die Faktoren vernachlässigt, die der Stimmungsverschlechterung im Vorfeld eines Essanfalls vorausgehen. Eine neuere Feldstudie (Goldschmidt et al., 2014) konnte zeigen, dass ein Anstieg des negativen Affekts den Zusammenhang unterschiedlicher Stressoren sowie deren Bewertung mit bulimischem Essverhalten beeinflusst. Dabei zeigten sich vor allem interpersonelle Stressoren, tägliche Stressoren (daily hassles) und die eigene Stressbewertung als besonders relevant. Für die Problem- und Verhaltensanalyse ist es daher sinnvoll zu überprüfen, welchen externen (d.h. interpersonelle Situationen) und internen Ereignissen (d.h. die Situationsbewertung) die negative Stimmung im Vorfeld eines Essanfalls zuzuordnen ist.

Veränderung des negativen Affekts infolge eines Essanfalls

Während negativer Affekt als relevanter Vorläufer von Essanfällen in der Literatur gut dokumentiert ist, sind die Befunde hinsichtlich der Veränderung des negativen Affekts infolge eines Essanfalls und infolge unangemessener kompensatorischer Maßnahmen weniger eindeutig. Einige Studien konnten zeigen, dass sich eine negative Stimmung sowohl im Zuge eines Essanfalls als auch im Zuge unangemessener kompensatorischer Maßnahmen verbessert, wobei dieser Zusammenhang für Essanfälle stärker zu sein scheint als für kompensatorisches Verhalten. Demgegenüber war in der Metaanalyse von Haedt-Matt und Keel (2011b) die Stimmung nach einem Essanfall schlechter als vor dem Essanfall. Hingegen war die Stimmung nach dem Einsatz unangemessener kompensatorischer Maßnahmen schlechter als vor deren Einsatz. Aber insgesamt zeigte sich, dass die negative Stimmung nach dem Einsatz kompensatorischer Maßnahmen nicht besser war als vor dem Essanfall. Kritisch anzumerken ist allerdings, dass in den meisten Studien lediglich globale Maße des negativen Affektes herangezogen wurden, während es durchaus denkbar ist, dass sich durch einen Essanfall bzw. durch gegensteuernde Maßnahmen eine bestimmte Emotion/Stimmung verbessert (z. B. Reduktion von Anspannung, Ärger), während andere negative Emotionen/Stimmungen stärker werden (z. B. Scham, Schuld) und sich damit die Stimmung insgesamt nicht verbessert, gleichwohl der Essanfall oder die gegensteuernde Maßnahme die Funktion der Emotionsregulation erfüllt hat (z. B. Ärgerkontrolle, Spannungsreduktion). Demnach lässt sich annehmen, dass die Funktion eines Essanfalls darin liegt, eine bestimmte Emotion gegen eine weniger aversive Emotion einzutauschen. Für diese Theorie sprechen u. a. Feldstudien, die zeigen konnten, dass sich Schuld, Ärger, Angst, und Trauer im Zuge eines Essanfalls und im Zuge kompensatorischer Maßnahmen reduzieren. Gleichermaßen ist denkbar, dass der Einsatz kompensatorischer Maßnahmen einerseits Erleichterung bzgl. einer vermiedenen Gewichtszunahme mit sich bringt, während zeitgleich Versagensgefühle bzgl. des Kontrollverlusts auftreten. Für die Problem- und Verhaltensanalyse ist demnach eine genaue Differenzierung der dem Essanfall und dem Einsatz kompensatorischer Maßnahmen vorangegangenen und darauffolgenden Emotionen wichtig, um die für die Aufrechterhaltung relevanten positiven und negativen Verstärker hinsichtlich der eingesetzten pathologischen Verhaltensweisen identifizieren zu können.

Merke

Negativer Affekt löst bei Patientinnen mit BN Essanfälle und unangemessene kompensatorische Maßnahmen aus. Eine genaue Analyse der Faktoren, die der negativen Stimmung vorausgehen ist daher wichtig. Darüber hinaus ist die Qualität der Emotion von Bedeutung, da einige Emotionen sich im Zuge eines Essanfalls und im Zuge kompensatorischer Maßnahmen verbessern, andere sich verschlechtern. Dies ist für die Aufrechterhaltung von Bedeutung.

Emotions(dys)-regulation

Emotions(dys)regulation. Wenngleich es ausreichend empirische Evidenz dafür gibt, dass negativer Affekt einen „Trigger" von Essanfällen und kompensatorischen Maßnahmen darstellt, ist weniger über die zugrunde liegenden Mechanismen dieses Zusammenhangs bekannt. Eine mögliche Erklärung liegt darin, dass Personen mit BN Defizite in der Emotionsregulation aufweisen und es Ihnen an Fertigkeiten mangelt, adaptiv und effektiv mit negativen Stimmungen umzugehen.

Emotionsregulation bezeichnet extrinsische und intrinsische Prozesse, die für die Überwachung, Bewertung und Modifikation emotionaler Reaktionen eingesetzt werden. Dabei geht es insbesondere um die Intensität und zeitlichen Merkmale emotionaler Reaktionen mit der Absicht, die eigenen Ziele zu erreichen. Gemeint damit ist einerseits die Fähigkeit, adaptive und an die Situation angemessene Strategien einzusetzen, um die Dauer und Intensität von Emotionen zu modulieren. Andererseits wird darunter auch die Fähigkeit subsumiert, behaviorale Kontrolle auch unter negativer Stimmung zu bewahren, in solchen Situationen Impulse inhibieren zu können und dabei zielorientiert zu bleiben. Darüber hinaus geht es um die Fähigkeit, eigene Gefühle wahrzunehmen, zu verstehen und zwischen unterschiedlichen Emotionsqualitäten differenzieren zu können, aber auch um die Bereitschaft, unangenehme Situationen auszuhalten und nicht zu vermeiden.

Im Bereich der BN konnte eine Reihe von Fragebogenerhebungen zeigen, dass Patientinnen mit BN im Vergleich zu gesunden Personen vermehrt dysfunktionale Emotionsregulationsstrategien berichten. Speziell zeigte sich in einigen dieser Studien, dass Patientinnen mit BN im Vergleich zu gesunden Kontrollpersonen die Effektivität ihrer Emotionsregulationsstrategien als geringer einschätzen und seltener unangenehme Situationen neu bewerten. Darüber hinaus berichten Patientinnen mit BN im Vergleich zu gesunden Kontrollpersonen auch vermehrt von Schwierigkeiten der Impulskontrolle in emotional belastenden Situationen sowie vermehrten Schwierigkeiten, Emotionen wahrzunehmen und negative Emotionen häufiger zu unterdrücken sowie nicht zu akzeptieren (für einen Überblick siehe Lavender et al., 2015).

Auch Längsschnittdaten liefern Hinweise, dass eine dysfunktionale Emotionsregulation das Risiko für eine BN erhöht und bulimische Symptome verstärkt. In einer Querschnitt-Studie hingegen waren Defizite in der Emotionsregulation zwar mit kompensatorischem Verhalten (Purging-Verhalten und Bewegungsdrang), nicht aber mit objektiven Essanfällen assoziiert, wenngleich eine experimentelle Untersuchung einen Anstieg des Essdrangs unter Grübeln nach einer Trauerinduktion bei Patientinnen mit BN zeigen konnte. Diese Befunde unterstützen die Annahme, dass der Einfluss negativen Affekts auf das Essverhalten von BN Patientinnen über dysfunktionale Strategien im Umgang mit negativen Gefühlen vermittelt wird.

In Bezug auf die Problem- und Verhaltensanalyse ist festzuhalten, dass Patientinnen mit BN Defizite sowohl in der Wahrnehmung, als auch in der Akzeptanz und der gezielten effektiven Regulation von Emotionen berichten. Vor dem Hintergrund, dass eine effektive Emotionsregulation kontextspezifisch ist und an ein hohes Ausmaß an Flexibilität hinsichtlich ihrer Nutzung gekoppelt ist (Bonanno & Burton, 2013), sollte gemeinsam mit der Patientin eruiert werden, in welchen Kontexten und unter welcher Stimmung Regulationsschwierigkeiten und darauf folgendes pathologisches Ess- und Kompensationsverhalten auftreten.

Merke

Patientinnen mit BN berichten von vermehrten Schwierigkeiten in der Wahrnehmung, Akzeptanz und der Regulation von Emotionen. Im Rahmen der Problem- und Verhaltensanalyse sollten diese Schwierigkeiten kontextspezifisch erfragt werden und das Repertoire situationsspezifischer funktionaler Emotionsregulationsstrategien im Sinne eines flexiblen Einsatzes im Rahmen der Therapie erweitert werden.

2.1.3.3 Organismusvariablen

Über biologische Ursachen (z.B. genetische Grundlagen, biologische Parameter der Hunger- und Sättigungsregulation) des Problemverhaltens hinaus werden unter situationsübergreifenden Organismusvariablen *O* auch Einstellungen, Schemata, Persönlichkeitsvariablen und Temperamentsdimensionen gefasst. Damit sind Befunde, die bereits unter Kapitel 2.1.1 (Prädisponierende Faktoren) und Kapitel 2.1.2 (Auslösende Faktoren) beschrieben wurden für die Fallkonzeption der BN im Sinne von situationsübergreifenden Faktoren zu berücksichtigen.

Neben den unter Kapitel 2.1.1 und 2.1.2 dargelegten Befunden ist gerade deren Interaktion von Bedeutung. Beispielsweise konnte eine Studie hinsichtlich der Relevanz genetischer Aspekte für den Verlauf der Behandlung zeigen, dass die Non-Responder-Rate bei Patientinnen mit BN nach einer 12-wöchigen ambulanten Behandlung mittels SSRIs plus Ernährungsberatung bei Trägern mindestens eines kurzen Allels des 5-HTTLPR Serotonintransporters signifikant höher war als in Patientinnen mit BN mit zwei langen 5-HTTLPR Allelen. Darüber hinaus zeigte sich in einer weiteren Behandlungsstudie, dass Frauen aus dem BN-Spektrum, die Träger des kurzen 5-HTTLPR Allels oder des 5-HT2A Rezeptorgens (-1438G/A) waren, nach acht Monaten kognitiv-behavioraler Therapie eine geringere Reduktion der Essanfallhäufigkeit aufwiesen. Denkbar ist, dass die Effekte in Bezug auf die

Essanfallhäufigkeit mit dem serotonergen Einfluss auf die Appetitregulation zusammenhängen, dahingehend, dass sich bei Trägern des kurzen 5-HT-TLPR Allels in geringerem Maße Sättigung einstellt, was wiederum die Essanfallabstinenz erschwert. Diese Befunde unterstützen u. a. die Relevanz prädisponierender Faktoren für den Behandlungsverlauf (für einen Überblick siehe Baker et al., 2015).

2.1.3.4 Konsequenzen des Problemverhaltens

Negative Konsequenzen, C^-

Sowohl Essanfälle als auch die eingesetzten unangemessenen kompensatorischen Verhaltensweisen sind den Patientinnen sehr unangenehm und peinlich, weswegen beide Verhaltensweisen meist heimlich und unauffällig stattfinden und unmittelbar im Anschluss mit Schuld- und Schamgefühlen assoziiert sind (negative Konsequenzen, C^-). Gleichzeitig zeigt sich im Zuge eines Essanfalls und eingesetzter Kompensationsmaßnahmen oftmals eine Reduktion dem Essanfall vorangegangener negativer Emotionen (z. B. die Reduktion von Ärger, Angst, Trauer). Aus lerntheoretischer Sicht stellt diese kurzfristige Abnahme negativer Gefühle eine negative Verstärkung (Wegnahme C^- bzw. $\not{C}^-$) des Problemverhaltens dar. Darüber hinaus berichten Patientinnen oftmals von einem verstärken Kontrollgefühl (positive Konsequenz, C^+) bzgl. des eigenen Körpergewichts, wodurch das Problemverhalten positiv verstärkt wird.

Negative Verstärkung

Wegnahme C^- bzw. $\not{C}^-$

Verstärktes Kontrollgefühl

Positive Konsequenz, C^+

2.2 Konzeptuelle Relevanz und empirische Evidenz des kognitiv-behavioralen Modells

In Kapitel 2.1.1 und 2.1.2 wurde die empirische Evidenz hinsichtlich der prädisponierenden und auslösenden Faktoren der BN vorgestellt. Die aktuellen Befunde zur Aufrechterhaltung der BN wurden in Kapitel 2.1.3 in ein kognitiv-behaviorales Bedingungsmodell (S-O-R-C) als Beispiel für eine mögliche Fallkonzeption der BN eingeordnet, die durch vorliegende empirische Studien gestützt wird.

Anzumerken ist, dass nicht alle Annahmen kognitiv-behavioraler Modelle der BN empirisch gestützt sind. So ist die Rolle des restriktiven Essverhaltens bei Patientinnen mit BN für die Aufrechterhaltung von Essanfällen für die BN noch weiter zu klären. Demnach liefern einige Befunde Hinweise, dass Nahrungsdeprivation bei Patientinnen mit BN im experimentellen Setting zu einer erhöhten Anzahl konsumierter Kalorien führt und selbstberichtetes restriktives Essverhalten in Feldstudien prädiktiv für einen Essanfall ist. Andere Befunde wiederum zeigen, dass der selbstberichtete Hunger unmittelbar vor einem Essanfall bei Patientinnen mit BN niedriger als vor einer regulären Mahlzeit ist. Demnach sollte in der künftigen Forschung eine bessere Differenzierung zwischen physiologischer Deprivation und der kognitiven Nahrungsrestriktion in Bezug auf das Auftreten von Essanfällen vorgenommen werden.

Auch nimmt die Überbewertung von Essen, Figur und Gewicht und deren Kontrolle für den Selbstwert in kognitiv-behavioralen Modellen in Bezug auf die Aufrechterhaltung von restriktivem Essverhalten bei Patientinnen mit BN eine zentrale Rolle ein. Obwohl neuere Studien Hinweise liefern, dass gewichts- und körperbezogene Reize bei Patientinnen mit BN enger mit dem Selbstwert verknüpft zu sein scheinen als bei Kontrollpersonen, ist unklar, inwiefern eine Aktivierung dieser Verknüpfung restriktives Essverhalten bei Patientinnen mit BN kausal beeinflusst.

Während ältere kognitive Modelle die Aufrechterhaltung von Essanfällen im Rahmen der BN ausschließlich auf das durch die Überbewertung von Essen, Figur und Gewicht ausgelöste restriktive Essverhalten zurückführen, wird die Erweiterung dieses Modells – dem transdiagnostischen Modell für Essstörungen – der Komplexität der BN mehr gerecht. So werden hier eine Reihe weiterer Faktoren postuliert, die für die Entstehung und Aufrechterhaltung der BN von Relevanz sind. Diese Faktoren beinhalten u. a. die unter Kapitel 2.1.2 und 2.1.3 genannte Variablen Perfektionismus, Selbstwert, Schwierigkeiten in der Emotionsregulation und (interpersonelle) Stressoren. Die empirische Fundierung basiert allerdings in den meisten dieser Variablen auf querschnittlich erhobene Selbstbericht-Daten, sodass eine abschließende Bewertung dieser Faktoren erst nach weiterer experimenteller und prospektiver Forschung vorgenommen werden kann. Ähnliche Kritikpunkte sind auch in Bezug auf die prädisponierenden Faktoren anzubringen. So zeigten sich beispielsweise zwar Zusammenhänge von Genen, die einen Einfluss auf Appetit, Stimmung und Gewichtsregulation haben, mit der BN, allerdings basieren diese Erkenntnisse v. a. auf Querschnitterhebungen mit bereits an BN erkrankten Patientinnen.

Grundsätzlich hat das kognitiv-behaviorale Modell der BN für die Fallkonzeption in der klinischen Praxis dennoch eine hohe heuristische Bedeutung im Hinblick auf die Erhebung diagnostischer Informationen und der Generierung eines für den Einzelfall plausiblen ätiologischen und Aufrechterhaltungsmodells der BN (s. Abb. 1).

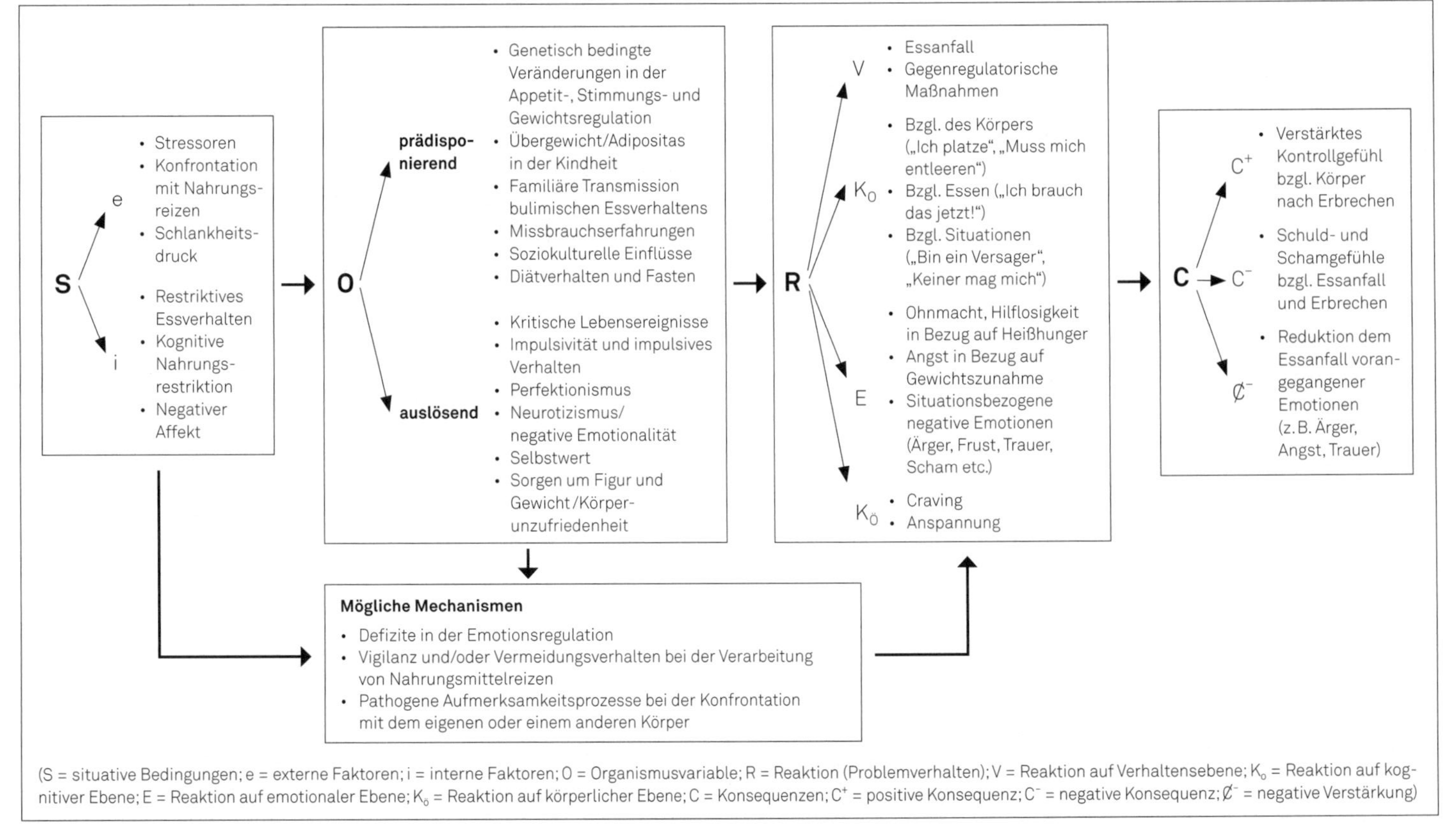

(S = situative Bedingungen; e = externe Faktoren; i = interne Faktoren; O = Organismusvariable; R = Reaktion (Problemverhalten); V = Reaktion auf Verhaltensebene; K_o = Reaktion auf kognitiver Ebene; E = Reaktion auf emotionaler Ebene; $K_ö$ = Reaktion auf körperlicher Ebene; C = Konsequenzen; C^+ = positive Konsequenz; C^- = negative Konsequenz; $Ȼ^-$ = negative Verstärkung)

Abbildung 1: Das S-O-R-C-Modell der Bulimia nervosa

Abbildung 1 stellt basierend auf aktuellen empirischen Befunden zu relevanten Faktoren und Mechanismen der BN eine schematische Darstellung der relevanten Faktoren und Mechanismen der BN dar. Darin wird angenommen, dass bei Personen mit entsprechender Vulnerabilität externe (Se; z. B. Streit mit dem Partner) und interne (Si; z. B. Hunger, negativer Affekt) situative Faktoren zu Essanfällen und unangemessenen kompensatorischen Maßnahmen führen, die wiederum über Prinzipien der negativen (z. B. Sättigung, Spannungsreduktion) und positiven (z. B. vermehrte Kontrolle über das eigene Gewicht) Verstärkung aufrechterhalten werden. Die Vulnerabilität kann einerseits durch biologische Faktoren (z. B. genetisch bedingte Veränderungen in der Appetit-, Stimmungs-, und Gewichtsregulation) determiniert sein, andererseits auch durch Lernerfahrungen (z. B. restriktives Essverhalten in der Ursprungsfamilie, Einstellungen wie z. B. „Nur wer schlank ist, wird auch Erfolg haben"), Persönlichkeitsvariablen (z. B. Perfektionismus, Impulsivität) und Temperamentsdimensionen (z. B. eine erhöhte Belohnungssensitivität) bedingt sein. Erste Studien liefern darüber hinaus Hinweise auf mögliche Mechanismen, über die situative Faktoren vor dem Hintergrund einer entsprechenden Vulnerabilität bulimisches Essverhalten auslösen können: So zeigte sich beispielsweise, dass verstärktes Grübeln unter negativem Affekt den Essdrang bei Patientinnen mit BN erhöht. Des Weiteren weisen Patientinnen mit BN Auffälligkeiten bei der Verarbeitung von Nahrungsmitteln (z. B. Vigilanz-Vermeidungsverhalten) und der Verarbeitung des eigenen Körpers (z. B. vermehrte Aufmerksamkeitslenkung auf negativ bewertete Körperzonen, vermehrte Vergleiche mit dünneren Körpern) auf. Angenommen wird, dass diese pathogenen Mechanismen den Zusammenhang zwischen den situativen Faktoren und dem pathologischen Essverhalten mediieren. Die Frage, inwiefern eine Reduktion der Dysfunktion der Mechanismen auch zu einer Reduktion der bulimischen Symptomatik führt, muss allerdings in künftigen Studien noch geklärt werden.

3 Diagnostik

3.1 Ziele und Gesprächsführung im Erstgespräch

Die meisten Patientinnen mit BN stehen zu Therapiebeginn einer Behandlung ambivalent gegenüber. Einerseits bestehen in Bezug auf die Essanfälle und die kompensatorischen Maßnahmen Schamgefühle, die es den Patientinnen erschweren, offen über ihre Symptomatik zu sprechen. Andererseits stellt die BN für die Betroffenen meist auch eine Möglichkeit zur unmittelbaren Bewältigung von Problemen oder unangenehmen Gefühlen dar, sodass der Gedanke an eine Normalisierung des Essverhaltens trotz der mit der BN einhergehenden negativen psychosozialen und physischen Begleiterscheinungen starke Ängste auslösen kann. Aus diesem Grund kommt einer tragfähigen Beziehung, in der die Patientin offen über ihre Symptomatik und ihre ambivalente Haltung in Bezug auf eine Genesung sprechen kann, eine wichtige Bedeutung zu.

Ziel des Erstgesprächs

Ziel des Erstgesprächs ist es, einen ersten Eindruck über die Symptomatik und deren Ausprägung zu gewinnen (siehe auch Karte „Kurzanleitung zur ersten Exploration der Essstörungssymptomatik" am Ende des Buches) und die Patientin durch eine empathische und wertungsfreie Grundhaltung zu motivieren, ihre Symptomatik offen zu schildern. Hierfür haben sich Strategien der Gesprächsführung als nützlich erwiesen, die der *Entpathologisierung* belastender Gedanken und Gefühle, die die Patientin im Zusammenhang mit ihren Essanfällen und den kompensatorischen Maßnahmen empfindet, dienen.

Entpathologisierung

Entpathologisierung

> Ich verstehe, dass es Ihnen schwerfällt, mir eine genaue Beschreibung Ihrer Ess- und Brechanfälle zu geben, weil es etwas ist, worüber Sie im Alltag nicht sprechen. Das geht anderen Menschen mit vergleichbaren Problemen auch so. Vielleicht hilft es Ihnen zu wissen, dass es viele Menschen gibt, denen es ähnlich geht wie Ihnen.

Störungswissen

Vor dem Hintergrund der Ängste, die die Patientinnen mit BN oftmals in Bezug auf eine Behandlung ihrer Essstörung verspüren, ist es darüber hinaus wichtig, dass es dem Therapeuten gelingt deutlich zu machen, dass er mit der Problematik der Patientin vertraut ist und über ein entsprechendes *Störungswissen*, das über die Diagnosekriterien hinausgeht, verfügt. Dies erhöht die wahrgenommene Kompetenz des Behandlers und stärkt damit das Vertrauen der Patientin in die Wirksamkeit der Behandlung.

Vermittlung von Störungswissen

> Sie haben erzählt, dass Sie meist am Abend, nachdem Sie sich tagsüber mit dem Essen stark gezügelt haben, keine Kontrolle mehr über Ihr Essverhalten haben. Ähnliches berichten auch Personen, die es beispielsweise bei der Arbeit einmal nicht geschafft haben, zu Mittag zu essen. Diese Personen berichten ebenfalls, dass sie am Abend dann sehr schnell und deutlich mehr

als an anderen Tagen essen. Oftmals berichten aber Patientinnen, die unter Ess-Brechanfällen leiden, dass dies nicht ausschließlich nach längeren Fastenperioden passiert. Sie berichten, dass Essanfälle und oder Erbrechen auch in anderen Situationen vorkommen, z. B. wenn etwas Belastendes vorgefallen ist, Sie unter Stress waren, aber auch, wenn Sie mit bestimmten Nahrungsmitteln konfrontiert werden. Wie ist denn das bei Ihnen?

Wenngleich eine möglichst hohe *Transparenz* hinsichtlich des Behandlungskonzepts des Therapeuten wichtig ist, sollte der detaillierte Behandlungsplan erst nach Abschluss der diagnostischen Phase vermittelt werden. So ist es beispielsweise sinnvoll, die Patientin darüber aufzuklären, dass im Rahmen der Behandlung der BN eine Normalisierung der Mahlzeitenstruktur angestrebt wird, dass dies aber in kleinen Schritten und unter therapeutischer Mahlzeitenbegleitung stattfinden wird. Dies liefert der Patientin Informationen zu bestimmten Behandlungsbausteinen und vermittelt gleichzeitig die hierfür eingesetzte therapeutische Unterstützung. Zum Beispiel:

Transparenz

Die Bulimie zu bewältigen heißt, wieder zu lernen, nach Hunger und Sättigung und nicht nach dem Kopf zu essen. Das heißt auch, dass Nahrungsmittel, die Sie sich im Moment verbieten, regelmäßig konsumiert werden sollten, und dass Ihr Körper das Gewicht erreichen darf, das er für eine Genesung braucht. Aber ich werde Sie dabei aktiv unterstützen, indem wir diese Veränderungen schrittweise vornehmen und Dinge, vor denen Sie sehr viel Angst haben, zunächst gemeinsam ausprobieren, wie beispielsweise die Wiedereinführung der Butter zum Frühstück. Mir ist natürlich auch klar, dass Ihre Bulimie nicht im luftleeren Raum entstanden ist, sondern diese für Sie ein Weg ist, um mit bestimmten Ängsten und Alltagsproblemen leichter umgehen zu können. Und das bedeutet, dass wir schrittweise mit der Veränderung Ihres Essverhaltens auch Lösungen für diese Probleme erarbeiten werden, damit das Zurückgreifen auf die Bulimie für Sie auch zunehmend unwichtiger wird.

Erhöhung der Therapiemotivation

Zur Erhöhung der Therapiemotivation ist es bei Patientinnen mit BN wichtig, der Behandlungsambivalenz offen und mitfühlend zu begegnen, ohne von den Patientinnen eine Verhaltensänderung zu fordern. Vielmehr haben sich hier Strategien der motivierenden Gesprächsführung als nützlich erwiesen, die durch den *Ausdruck von Empathie*, der *Entwicklung von Diskrepanz* und der *Umlenkung des Widerstands* die Behandlungs- und Veränderungsmotivation erhöht. Da Kontrolle (und Kontrollverlust) im Rahmen der BN eine zentrale Rolle spielt, ist es dabei wichtig, der Patientin zu vermitteln, dass sie sich für oder gegen eine Aufgabe ihrer Essproblematik entscheiden darf, und dass sie sich die Therapieentscheidungen trifft.

Empathie ausdrücken

> Sie haben eben berichtet, dass das Erbrechen für Sie die einzige Möglichkeit darstellt, all die innere Anspannung und negativen Gefühle loszuwerden. Das kann ich insofern gut nachvollziehen, als dass wir alle eine Strategie brauchen, wie wir belastende Gefühle minimieren können.

Ziel ist es, dass der Therapeut das Verhalten der Patientin aus der Sicht der Patientin betrachtet. Das heißt aber nicht, dass sie die Verhaltensweisen gut befindet.

Diskrepanzen entwickeln

Diskrepanzen entwickeln

> Was Sie beschreiben ist, dass Sie – wie jeder andere auch – Strategien zum Umgang mit solchen negativen Gefühlen brauchen und dass das Erbrechen für Sie eine gute Strategie darstellt, weil es eben eine schnelle Reduktion der unangenehmen Gefühle herbeiführt. Sie haben mir aber auch erzählt, dass es Ihnen dann nach dem Erbrechen meist doch nicht so gut geht und dass Sie sich recht erschöpft fühlen. Was machen Sie damit?

Das Erarbeiten von Diskrepanzen ist dahingehend wichtig, als dass sich dadurch die Motivation für Veränderung verbessern lässt.

Widerstand umlenken

Patientinnen mit BN zeigen oftmals erheblichen Widerstand gegen eine Veränderung bestehender Verhaltensweisen. Zum Beispiel können sich die Patientinnen in der Regel zu Therapiebeginn nicht vorstellen, hochkalorische Nahrungsmittel außerhalb eines Essanfalls zu konsumieren, oder sie können sich kaum vorstellen, dass sie eine Gewichtszunahme jemals tolerieren werden. Aus diesem Grund ist es nicht selten, dass Patientinnen auf Veränderungsvorschläge mit Widerstand reagieren. Aus therapeutischer Sicht ist es daher sinnvoll, diesen Widerstand nicht als Hindernis zu betrachten und mit Äußerungen wie beispielsweise „Ja, wenn Sie nichts ändern wollen bleibt halt alles beim Alten" zu verstärken. Wichtig ist, dass die ambivalente Haltung von Patientinnen mit BN meist Ausdruck ihrer Befürchtungen ist und es daher für die Umlenkung des Widerstandes nützlicher ist, anhand eines explorativen und unterstützenden (im Gegensatz zu einem lehrenden oder konfrontativen) Stil die Vorteile der Bulimie in den Vordergrund zu stellen, damit nicht der Therapeut zum Verfechter der Veränderung wird.

Was Sie schildern ist, dass die Bulimie für Sie eine ganze Reihe von Vorteilen mit sich bringt: Sie fühlen sich attraktiver und durch andere mehr gesehen, Sie sind weniger verletzlich, Sie können essen, wonach Ihnen ist ohne zuzunehmen, und Sie haben für Dinge, die weniger gut laufen, eine gute Erklärung, ohne dass damit Ihr Selbstwert beschädigt wird. Das ist eine ganze Menge. Warum sollten Sie das ändern wollen und wofür?

Oder:

Ich sehe und kann verstehen, dass Sie etliche Vorteile durch Ihre Bulimie haben [Vorteile benennen] und dass Sie in der Lage sind, selbst zu entscheiden, ob und wie Sie Ihr Problem angehen sollten, schließlich sind Sie ja diejenige, die auch mit der Bulimie zurechtkommen muss. Wir könnten uns aber die Zeit nehmen, ein wenig über Ihre Ängste in Bezug auf das Gesundwerden zu sprechen. Was meinen Sie?

3.2 Abklären der diagnostischen Kriterien

Eine störungsorientierte Psychotherapie der BN setzt eine zuverlässige Störungsdiagnostik einschließlich der Begleit- und Folgeprobleme der BN voraus. Daher werden im folgenden Abschnitt zunächst Möglichkeiten der Erfassung der Kernsymptomatik der BN dargestellt und im Anschluss Ansatzpunkte zur Identifizierung von Folge- und Begleitsymptomen vorgestellt.

Abklärung der Diagnosekriterien der BN

Abklärung der Diagnosekriterien der BN. Im diagnostischen Gespräch oder Interview ist zunächst abzuklären, inwiefern es sich beim von der Patientin beschriebenen übermäßigen Essverhalten um Essanfälle im klinischen Sinn handelt (Kriterium A). Im diagnostischen Kontext wird unter einem Essanfall der unkontrollierte Verzehr von ungewöhnlich großen Nahrungsmengen innerhalb eines klar abgrenzbaren Zeitraums von maximal 2 Stunden subsumiert (Kriterium A 1). Vor allem bei Nahrungsmitteln, die Patientinnen mit BN meist vermeiden, kann es sein, dass der normale Verzehr solcher als Essanfall gekennzeichnet wird, obwohl die hierfür notwendige übermäßige Nahrungszufuhr ausbleibt. Auch finden sich bei Patientinnen mit BN durchaus Tage, an denen sie ein über den ganzen Tag verteiltes übermäßiges Ess- und/

oder Naschverhalten aufweisen. Für die kategoriale Diagnostik relevant sind allerdings ausschließlich die zeitlich klar umgrenzten Episoden übermäßigen Essens. Voraussetzung ist darüber hinaus, dass Essanfälle von einem subjektiven Gefühl des Kontrollverlusts begleitet sein müssen (Kriterium A 2). D.h. Betroffene müssen sich den Essanfällen ausgeliefert fühlen und subjektiv keine Kontrolle darüber haben, wie viel und was sie innerhalb dieser Episoden zu sich nehmen, was sich oftmals auch in einem Fortsetzen des Essanfalls trotz bestehendem Völlegefühl zeigt. Allerdings kommt es durchaus vor, dass Patientinnen ihre Essanfälle planen, in dem sie vorab beispielsweise große Mengen an Nahrungsmitteln einkaufen. Der Kontrollverlust zeigt sich im Rahmen solcher Essanfälle darin, dass die Patientinnen diesen Einkauf als „fremdgesteuert“ oder „nicht abwendbar“ beschreiben, oder aber sich zum Einkauf „gezwungen“ oder „getrieben“ gefühlt haben.

Kompensatorische Maßnahmen

Zudem gilt es abzuklären, ob infolge der Essanfälle regelmäßig unangemessene kompensatorische Maßnahmen eingesetzt werden. Diesbezüglich sollten nicht nur Informationen zur Häufigkeit, sondern auch zur Art der jeweils eingesetzten Kompensation eingeholt werden. Demnach sollten sich die Fragen nicht ausschließlich um die am häufigsten eingesetzte Maßnahme – dem Erbrechen – konzentrieren, sondern auch der Einsatz von Laxantien, Diuretika, Sporttreiben, Fasten und anderem gewichtskontrollierenden Verhalten (Manipulation mit Schilddrüsenhormonen, Insulin u.a.) eruiert werden. Als Purging-Verhalten (d.h. unangemessene Gegenmaßnahmen) werden diese im diagnostischen Sinn dann gewertet, wenn deren Einsatz vorwiegend der Vermeidung einer Gewichtszunahme dient.

Eingrenzung einer Essanfallepisode

Im Unterschied zur BES ist die Eingrenzung einer Essanfallepisode bei der BN leichter, da diese oftmals durch den Einsatz unangemessener Maßnahmen beendet werden. Allerdings ist das Ende einzelner Essanfallepisoden nicht durch das Purging-Verhalten definiert. Es kommt nicht selten vor, dass Patientinnen mit einem Essanfall beginnen, dann Kompensationsmaßnahmen einsetzen und unmittelbar darauf weiter essen. Erst wenn innerhalb einer Essensperiode eine Stunde oder länger nicht gegessen wurde, wird die anfängliche Episode als beendet angesehen. Die Zeit, die dabei für das Purging-Verhalten verwendet wurde, wird dabei nicht mitgezählt.

Im Rahmen der Abklärung ist es nicht immer einfach, die Häufigkeit von Essanfällen und kompensatorischen Maßnahmen innerhalb der diagnostisch geforderten vorangegangenen drei Monate zu erfassen, da retrospektive Angaben durch Urteils- und Erinnerungsverzerrungen beeinflusst werden können. Sinnvoll ist es daher, zunächst den zeitlich nächsten Essanfall zu identifizieren und hinsichtlich der diagnostischen Vorgaben als solchen zu klassifizieren. Erst im Anschluss sollte anhand vorab vermerkter Gedächtnisanker die Häufigkeit innerhalb der vorangegangenen Monate erfasst werden (für eine detaillierte Beschreibung zu diesem Vorgehen siehe den

Interviewleitfaden des Eating Disorder Examination [EDE], Hilbert & Tuschen-Caffier, 2016a):

Interviewleitfaden des Eating Disorder Examination (EDE)

- Wann hatten Sie Ihren letzten Essanfall? [...] Beschreiben Sie mir möglichst detailliert, wie viel von welchen Lebensmitteln Sie gegessen haben. [...] Wie lange hat denn diese Episode gedauert? [...] Unmittelbar bevor Sie damit begonnen haben, waren Sie genau wo? [...] Um welche Uhrzeit? [...] Können Sie sich erinnern, wie spät es war, als Sie damit aufgehört haben? [...] Haben Sie unmittelbar danach erbrochen? [auch nach anderen Maßnahmen fragen] Geschah dies mit dem Ziel, Ihre Figur und Ihr Gewicht zu kontrollieren?
- Ist dieser Essanfall, den Sie eben beschrieben haben, typisch oder untypisch? [...] Können Sie mir genauso detailliert den vorletzten Essanfall schildern? [...] Wann war der? [...] Was genau haben Sie da in welcher Menge zu sich genommen? [...] Haben Sie da auch unmittelbar danach Maßnahmen eingesetzt mit dem Ziel, Ihre Figur und Ihr Gewicht zu kontrollieren?
- Ich weiß, das stellt Ihr Gedächtnis auf die Probe. Lassen Sie uns doch als Gedächtnisstütze in diesem Kalender zunächst Situationen und Ereignisse aus den letzten vier Wochen vermerken, die von Ihrem Alltag abgewichen sind, z. B. Familienfeiern, Geburtstage, Ausflüge, Urlaubstage, Treffen mit Freunden, Einladungen. [...] Dasselbe machen wir nun für die vorangegangenen zwei Monate. [...]
- Gab es nun in den letzten vier Wochen ähnliche Episoden von Essen wie die eben beschriebene von gestern und von letzter Woche? Lassen Sie uns doch den Kalender hernehmen und das rekonstruieren. Haben Sie da auch Maßnahmen eingesetzt um Ihr Gewicht und Ihre Figur zu kontrollieren?

Anzumerken ist, dass Patientinnen mit BN häufig auch außerhalb der Essanfallepisoden Purging-Verhalten einsetzen. Für die klassifikatorische Diagnostik werden allerdings ausschließlich jene unangemessenen Kompensationsmaßnahmen gewertet, die der Kontrolle des Gewichts und der Figur dienen. Die Häufigkeit der zu diesem Zweck eingesetzten Kompensationsmaßnahmen wird auch für die Einschätzung des Schweregrades herangezogen, wobei bis zu drei wöchentliche Episoden als leichte BN, bis zu sieben als mittelgradige BN, bis zu 13 als BN schwerer Ausprägung und 14 oder mehr wöchentliche Episoden als extreme Form der BN eingestuft werden.

Körperunzufriedenheit

Da Körperunzufriedenheit auch in der Allgemeinbevölkerung weit verbreitet ist, ist diagnostisch abzuklären, inwiefern und in welchem Ausmaß die Figur und das Gewicht einen zentralen Aspekt der Selbstbewertung darstellen. Für Patientinnen mit BN nehmen Leistungen in der Arbeit, die Stabilität einer Partnerschaft oder einer Freundschaft eine deutlich geringere Rolle in Bezug auf die Selbstbewertung ein als körperbezogene Aspekte. Gleichermaßen nimmt die Veränderung des eigenen Gewichts bei Patientinnen mit BN eine deutlich stärkere Rolle in Bezug auf die Selbstbewertung der eigenen Person ein als dies bei Personen ohne BN der Fall ist. Diagnostisch relevant ist demnach nicht die Ausprägung der Körperunzufriedenheit, sondern die Bedeutung von Figur und Gewicht für die eigene Selbstbewertung. Entsprechend sollte letzteres auch zur Abklärung der Diagnose im diagnostischen Gespräch oder anhand eines Interviewleitfadens durch unterschiedliche Fragen eruiert werden:

- Welchen Einfluss hat denn Ihr Gewicht im Sinne der Zahl auf der Waage darauf, wie Sie als Person über sich denken?
- Die meisten Menschen ziehen zur Bewertung der eigenen Person eine Reihe von Kriterien heran, z. B. wie gut ihre Leistung in der Arbeit ist, wie stabil ihre Freundschaften oder ihre Partnerschaft sind, wie kompetent sie sich als Eltern wahrnehmen usw. Wie ist das denn bei Ihnen? [...] Welchen Einfluss haben denn Ihr Gewicht oder Ihre Figur in Bezug darauf, wie Sie sich selbst beurteilen und bewerten? [...] Wenn Sie all die Dinge, die Sie eben genannt haben nach ihrer Wichtigkeit ordnen müssten, an welcher Stelle stünden dann Ihr Gewicht und Ihre Figur? [...] Wie war das in den letzten vier Wochen? [...] Und wenn wir jetzt Ihren Kalender als Gedächtnisanker heranziehen, wie war das in den vorangegangenen zwei Monaten?

Im Unterschied zu den Kriterien anderer psychischer Störungen (z. B. der Major Depression), müssen für die Diagnose einer BN alle Kriterien erfüllt sein (s. Kap. 1.1). Demnach wird eine BN nicht ausschließlich nach dem Vorhandensein und der Häufigkeit von Essanfällen und Purging-Verhalten beurteilt, sondern es muss eine Überbewertung von Figur und Gewicht für den Selbstwert vorhanden sein. Darüber hinaus dürfen die Symptome nicht im Rahmen einer Episode der AN auftreten. Wenn eine Patientin nicht alle Kriterien erfüllt, muss zum einen die Diagnose einer AN (z. B. bei bestehendem Untergewicht), einer BES (z. B. bei fehlendem regelmäßigen Einsatz von Purging-Verhalten [Entleerung] wie Erbrechen) oder der Kategorie *Andere näher bezeichnete Fütter- und Essstörungen* (z. B. bei Patientinnen mit geringerer Frequenz der Essanfälle oder nicht erfülltem Zeitkriterium) in Erwägung gezogen werden.

3.3 Differenzialdiagnostische Abklärungen

Essanfälle kommen sowohl im Rahmen der AN vom Binge-Eating/Purging-Typ als auch im Rahmen der BES vor. Im Unterschied zur AN vom Binge-Eating/Purging-Typ sind Patientinnen mit BN allerdings normalgewichtig.

In Bezug auf die BES grenzt sich die BN differenzialdiagnostisch durch den regelmäßigen Einsatz unangemessener kompensatorischer Maßnahmen ab. Ähnlich verhält es sich auch mit dem Purging-Verhalten: Im Rahmen der BN sind Patientinnen trotz des Purging-Verhaltens im Normalgewicht, im Rahmen der AN besteht Untergewicht. Bei BES-Patientinnen kommt Purging-Verhalten wenn überhaupt nur gelegentlich, aber nicht regelmäßig zum Einsatz.

Essanfälle auch im Rahmen der Major Depression

Wie im Kapitel 1.2 beschrieben, treten Essanfälle auch im Rahmen der Major Depression mit atypischen Merkmalen auf, allerdings fehlen hier die für die BN typischen Kompensationsmaßnahmen. Heißhungeranfälle, die beim Kleine-Levine-Syndrom vorkommen, grenzen sich von der BN dadurch ab, dass ähnlich wie bei der Major Depression mit atypischen Merkmalen das Purging-Verhalten und die Überbewertung von Figur und Gewicht in Bezug auf den Selbstwert fehlen. Ähnliches gilt auch für organisch bedingte Störungen des Essverhaltens (z. B. bei Hormonstörungen, Tumoren). Darüber hinaus treten Essanfälle als impulsives Verhalten auch in den Kriterien der Borderline-Persönlichkeitsstörung auf. Sofern alle Kriterien der BN (und Borderline-Persönlichkeitsstörung) erfüllt sind, sollten beide Diagnosen vergeben werden.

Kleine-Levine-Syndrom

Borderline-Persönlichkeitsstörung

3.4 Abklärung von assoziierten Problemen

Neben der Abklärung der diagnostischen BN-Kriterien ist die sorgfältige Erfassung assoziierter Auffälligkeiten für die Therapieplanung von hoher Relevanz, da solche Auffälligkeiten wertvolle Informationen im Hinblick auf die Therapieplanung hinsichtlich der Ausprägung der BN und der esspathologischen Begleiterscheinungen liefern. Solche Auffälligkeiten können sich u. a. auf Art und Ausmaß des gezügelten Essverhaltens, der kognitiven Nahrungsrestriktion, der Vermeidung bestimmter Nahrungsmittel, auf selbst auferlegte Diätregeln, auf die tägliche mentale Beschäftigung mit Essen und Kalorien sowie die Wiegefrequenz beziehen. Auch hierfür liefert das EDE einen sinnvollen Interviewleitfaden (s. Kap. 3.5).

3.5 Verfahren zur Erfassung der Bulimia nervosa und assoziierter Psychopathologie

3.5.1 Interviews zur Erfassung psychischer Störungen

Neben der Abklärung der BN und der damit assoziierten essensbezogenen Begleitsymptomatik sollten auch weitere komorbide Störungen erfasst werden. Diesbezüglich ist beispielsweise abzuklären, welche der vorhandenen Störungen für die Behandlung Vorrang hat oder zeitgleich mit der BN behandelt werden muss, weil sich die jeweiligen Störungen durch die Symptomatik der jeweils anderen aufrechterhalten (z. B. bei Vorliegen einer komorbiden Posttraumatischen Belastungsstörung). Zur Abklärung der Komorbidität liefert das *Strukturierte Klinische Interview* (SKID) sowie das *Diagnostische Interview für Psychische Störungen* (DIPS) eine zuverlässige Anleitung.

3.5.2 Interviews zur Erfassung von Essstörungen

Für den deutschsprachigen Raum sind drei strukturierte Verfahren zur Erfassung der Psychopathologie der BN validiert und weisen gute psychometrische Kennwerte auf:

Eating Disorder Examination

Child Eating Disorder Examination

Strukturiertes Inventar für Anorektische und Bulimische Essstörungen

- das Eating Disorder Examination (EDE; deutschsprachige Fassung: Hilbert & Tuschen-Caffier, 2016a),
- das Child Eating Disorder Examination (Ch-EDE; deutschsprachige Fassung: Hilbert, 2016b) und
- das Strukturierte Inventar für Anorektische und Bulimische Essstörungen zur Expertenbeurteilung (SIAB-EX; Fichter & Quadflieg, 2001).

Alle drei Verfahren erlauben zusätzlich zur Erfassung der mit Essstörungen assoziierten Psychopathologie auch eine essstörungsbezogene kategoriale Diagnostik.

Das EDE sowie auch die kindgerechte Adaptation erfassen zentrale Informationen zur Häufigkeit relevanter Kernverhaltensweisen von Essstörungen entsprechend der diagnostischen Kriterien und zentrale Aspekte wie gezügeltes Essverhalten, essensbezogene Sorgen sowie Sorgen um Gewicht und Figur. Für den deutschsprachigen Raum sind die Materialien in elektronischer Form frei verfügbar.[3] Durch die kindgerechte sprachliche Adaptation kann das Ch-EDE im Alter von acht bis 14 Jahren, das EDE ab 14 Jahren eingesetzt werden.

Das SIAB-EX eignet sich für das Erwachsenen- und Jugendalter und ermöglicht neben der Erfassung essstörungsspezifischer Symptome auch die Erhebung der mit Essstörungen häufig einhergehenden komorbiden Symptome wie Ängste, Alkohol- und Drogenprobleme sowie Beeinträchtigungen in der sozialen Kompetenz.

3.5.3 Fragebogenverfahren zum Selbstbericht über Essstörungen

Für die multidimensionale Erfassung der Psychopathologie der BN stehen mittlerweile mehrere auch in deutscher Sprache validierte Verfahren für das Erwachsenen- sowie für das Kindes- und Jugendalter zur Verfügung. Diese

3 Erwachsenen-EDE: http://www.dgvt-verlag.de/e-books/1_Hilbert_Tuschen-Caffier_EDE_2016.pdf; Kinder-EDE: http://www.dgvt-verlag.de/e-books/3_Hilbert_ChEDE_2016.pdf

Verfahren eignen sich zur Ergänzung in der diagnostischen Untersuchung, zur (Verlaufs-)Evaluation während der Behandlung, aber auch als Screening von Verdachtsfällen. Ein Überblick über die gängigsten Verfahren findet sich in den S3-Leitlinien zur Diagnostik und Behandlung von Essstörungen (http://www.awmf.org/leitlinien/detail/ll/051-026.html; AWMF Register Nr. 051-026). Exemplarisch wird hier der Eating Disorder Examination-Questionnaire (EDE-Q) beschrieben, der sowohl in einer Erwachsenenversion (deutschsprachige Übersetzung: Hilbert & Tuschen-Caffier, 2016b) als auch in der Kinderversion (deutschsprachige Übersetzung: Hilbert, 2016a) erhältlich ist. Erwachsenen- und Kinderversion des EDE-Q wurden basierend auf dem strukturierten EDE-Interview entwickelt. Bezogen auf einen Zeitraum der letzten 28 Tage werden in beiden Verfahren mit je sechs Items zentrale Informationen zur Häufigkeit relevanter Kernverhaltensweisen von Patientinnen mit Essstörung entsprechend der diagnostischen Kriterien erfasst. Zusätzlich werden mit 22 Items zentrale Aspekte der mit Essstörungen assoziierten Psychopathologie anhand der Skalen gezügeltes Essverhalten, essensbezogene Sorgen sowie Sorgen um Gewicht und Figur erfasst. Durch die kindgerechte sprachliche Adaptation kann der Kinder-EDE-Q im Alter von acht bis 14, der EDE-Q ab 14 Jahren eingesetzt werden. Beide Verfahren sind im deutschen Sprachraum validiert und weisen gute psychometrische Kennwerte auf. Die Bearbeitungszeit beläuft sich auf ca. 15 Minuten. Beide Verfahren stehen kostenlos zur Verfügung.[4]

S3-Leitlinien zur Diagnostik und Behandlung von Essstörungen

3.5.4 Tagebücher

Der Einsatz von Tagebüchern bei Patientinnen mit BN ist nicht nur für eine genaue Erfassung des Problemverhaltens im Rahmen der verhaltenstherapeutischen Diagnostik von Bedeutung, sondern liefert durch die Erfassung von Auslösern des Problemverhaltens in der natürlichen Umgebung, Gedanken, körperlichen Symptomen, Gefühlen sowie damit einhergehenden Konsequenzen auch im Hinblick auf die notwendigen Interventionen wichtige Informationen. Darüber hinaus fördern sie die Selbstverantwortung der Patientinnen und erhöhen durch die Stärkung der Selbstkontrolle und Selbstregulation die Motivation, was gerade vor dem Hintergrund der häufig bestehenden Veränderungsambivalenz bei Patientinnen mit BN wichtig ist. Basierend auf unserer klinischen Erfahrung und Forschungszugängen setzen wir zur Behandlung der BN v. a. folgende drei Tagebuchverfahren ein:

Ernährungstagebuch

Ernährungstagebuch. Das Ernährungstagebuch sollte schon ab der zweiten Therapiesitzung erläutert und eingeführt werden (siehe „Ernährungsproto-

4 EDE-Q in der Erwachsenenversion: http://www.dgvt-verlag.de/e-books/2_Hilbert_Tuschen-Caffier_EDE-Q_2016.pdf; EDE-Q in der Kinderversion: http://www.dgvt-verlag.de/e-books/4_Hilbert_ChEDE-Q_2016.pdf

koll“ im Anhang, S. 101). Damit auch der entsprechende diagnostische und therapeutische Nutzen aus dem Tagebuch erfolgt, ist es wichtig, dass die Patientinnen über die Bedeutung des Tagebuchs aufgeklärt und in der Durchführung geschult werden. Dies ist auch insofern wichtig, als die Motivation zur Tagebuchführung erhöht wird, wenn die Patientinnen den Nutzen mit Blick auf ihr Problemverhalten erkennen. Daher sollten die Patientinnen auch über den Vorteil einer kontinuierlichen Führung des Ernährungstagebuchs dahingehend aufgeklärt werden, als dass der tägliche Einsatz im Unterschied zu einer retrospektiven Befragung deutlich genauere Informationen über die einzelnen Bestandteile der Ess-Brechanfälle mit den vorangehenden, begleitenden und darauffolgenden Komponenten liefert. Darauf aufbauend können im Anschluss notwendige Veränderungsschritte überlegt und eingeleitet werden können. Dies ist von hoher Relevanz, da das tägliche Essverhalten in vielen Fällen selbst Auslöser von Ess-Brechepisoden ist. Vor dem selbstständigen Einsatz des Tagebuchs sollte der Therapeut gemeinsam mit der Patientin entsprechende Einträge zum aktuellen und zu vorangegangenen Tagen vornehmen (s. Abb. 2 und 3). Dadurch werden die Patientinnen aktiv in der richtigen Handhabung des Tagebuchs geschult und der Therapeut erhält unmittelbar Rückmeldung über eventuelle Schwierigkeiten und Unklarheiten.

Aus therapeutischer Sicht ist es sinnvoll, dass Patientinnen das Tagebuch über die gesamte Therapiespanne führen, da es abgesehen von der Verhaltensdiagnostik durch die Gegenüberstellung vorangegangener und aktueller Einträge auch als Verlaufs- und Erfolgsmessung als anschauliche Darstellung für die Patientinnen eingesetzt werden kann. Darüber hinaus bietet das Ernährungstagebuch eine sehr gute Grundlage für die therapeutische Auseinandersetzung mit Rückfällen. Anzumerken ist, dass eine kontinuierliche Führung des Ernährungstagebuchs in der Regel nur dann gelingt, wenn der Therapeut durch die regelmäßige Besprechung der Einträge auch verdeutlicht, dass das Tagebuch einen wichtigen Bestandteil der Therapie darstellt. Bewährt hat sich in diesem Zusammenhang, die Einträge jeweils zu Beginn der Stunde zu besprechen. Da allerdings im Ernährungstagebuch täglich mehrmalige Einträge stattfinden, sollten im Verlauf der Therapie exemplarisch zu Beginn jeder Therapiestunde ein „guter“ und ein „schlechter“ Esstag aufgegriffen, besprochen und die Unterschiede im Hinblick auf vorangegangene situative Faktoren, aber auch die Mahlzeitenmenge und -struktur selbst herausgearbeitet werden. Alternativ kann eine Patientin auch selbst eine Zusammenfassung zu den wöchentlichen Einträgen erarbeiten und in die Therapie mitbringen. Dies sollte jedoch nicht die regelmäßige Besprechung einzelner Tage mit dem Therapeuten ersetzen. Im Hinblick auf die Compliance und Reliabilität der Selbstangaben gilt darüber hinaus, dass eine Patientin nicht mehr als 10 Minuten pro Tag mit dem Ausfüllen von Tagebüchern verbringen sollte.

Ernährungsprotokoll

Datum: 8. Juli Wochentag: Donnerstag

Uhrzeit	Situation vor dem Essen: Mit wem, Tätigkeit, Gedanken, Gefühle	Bedürfnisse/ Lust auf?	Hunger (in %)	Was, wie viel und wie gegessen?	Trinkmenge	Satt (in %)	Gegenmaßnahme (Abführmittel, Erbrechen, Bewegung u.a.)	Situation nach dem Essen: Tätigkeit, Gedanken, Gefühle
7:30	Bin allein. Kein Hunger, angespannt „Bauch ist jetzt so flach, will nicht essen."	Frühstück auslassen	30	1 Brötchen, 1 Butter, Marmelade flächendeckend; im Sitzen, langsam	1 Kaffee ohne Zucker, 1 Glas Wasser	70	/	Gehe in die Arbeit, nehme den Bus; war gar nicht so schlimm, hätte noch was essen können
13:00	Kann Pause gebrauchen; Chef hat mich geärgert	Mittagessen	100	1 Teller Spaghetti mit Soße in der Mensa, 1 Salat, etwas hektisch	1/2 l Wasser	100	/	Gehe spazieren, hätte Lust auf Schokoriegel
18:00	Bin müde von der Arbeit	Abhängen	60	3 Scheiben Brot, 2 Butter, Schinken, eher schnell	1/2 l Tee ohne Zucker	100	/	Mache noch kleinen Spaziergang ums Haus; 20 Minuten; Tag war anstrengend, Chef ist doof; Lust auf was Süßes

Abbildung 2: Beispiel eines ausgefüllten Ernährungsprotokolls – Tag 1

Ernährungsprotokoll

Datum: 9. Juli Wochentag: Freitag

Uhrzeit	Situation vor dem Essen: Mit wem, Tätigkeit, Gedanken, Gefühle	Bedürfnisse/ Lust auf?	Hunger (in %)	Was, wie viel und wie gegessen?	Trinkmenge	Satt (in %)	Gegenmaßnahme (Abführmittel, Erbrechen, Bewegung u.a.)	Situation nach dem Essen: Tätigkeit, Gedanken, Gefühle
7:30	Freue mich auf heute Abend: treffe Moni	Weiterschlafen	60	1 1/2 Brötchen, 2 Butter, Marmelade; genossen	1 Kaffee ohne Zucker, 2 Glas Wasser	100	/	Gehe in die Arbeit und denke darüber nach, was wir heute Abend unternehmen können
13:00	Vormittag schnell verflogen, bin guter Dinge	Mittagessen Süßes	100	1 Putenschnitzel mit Salat; Teller war irgendwie schnell leer	1/2 l Wasser	80	/	Gehe schnell zurück in die Arbeit, damit ich pünktlich rauskomme
18:00				Essanfall; siehe Essanfalltagebuch				

Abbildung 3: Beispiel eines ausgefüllten Ernährungsprotokolls – Tag 2

Essanfall-tagebuch

Essanfalltagebuch. Da im Rahmen der BN Ess-Brechanfälle einer besonderen Analyse bedürfen, ist es sinnvoll, dass die Patientinnen diese im Ernährungstagebuch lediglich als solche kennzeichnen und detaillierter anhand des Essanfalltagebuchs beschreiben (siehe „Essanfallprotokoll" im Anhang, S. 102 bis 103). Im Sinne des SORC-Modells werden dabei dem Essanfall zeitlich vorausgehende, kontemporäre und anschließende interne und externe Bedingungen erfasst, wodurch die Patientin Zusammenhänge erkennen und zusammen mit dem Therapeuten entsprechende Veränderungsschritte ableiten und einleiten kann. Ähnlich dem Ernährungstagebuch ist es auch beim Essanfalltagebuch unerlässlich, dass vor dem selbstständigen Einsatz des Tagebuchs Therapeut und Patientin gemeinsam den letzten Essanfall anhand des Protokolls besprechen (s. Abb. 4). Da für die Patientinnen die Verbalisierung dem Essanfall vorangehender oder anschließender interner Bedingungen oftmals gerade zu Therapiebeginn schwierig sein kann, kann der Therapeut durch die gemeinsame Besprechung die Patientin dahingehend beruhigen, dass bestimmte Informationen oftmals erst im Zuge der Therapie identifiziert werden können. Sinnvoll ist es darüber hinaus, zu Beginn jeder Stunde nach Rückfällen zu fragen, weil Schuld- und Schamgefühle dem Therapeuten gegenüber – u. a. auch gegen Therapieende – die Mitteilung eines Rückfalls behindern kann. Generell sollte der Therapeut aufgrund der mit Ess-Brechanfällen assoziierten Schuld- und Schamgefühle darauf achten, die Motivation der Patientin bei Rückfällen nicht in Frage zu stellen. Stattdessen bietet das Essanfalltagebuch die Möglichkeit, diese für eine Verbesserung der erlernten Strategien zu nutzen.

Körperbild-tagebuch

Körperbildtagebuch. Ziel des Körperbildtagebuchs ist es, negative Kognitionen in Bezug auf den eigenen Körper bzw. bestimmter Körperteile zu identifizieren und zu relativieren, indem mit den Patientinnen adäquatere sowie realitätsbezogenere Bewertungen bzgl. des eigenen Körpers erarbeitet werden (siehe „Körperbildtagebuch" im Anhang, S. 104). Charakteristisch für Patientinnen mit BN ist ein ausgeprägter negativer „Body Talk". Das Körperbildtagebuch soll die Patientinnen dabei unterstützen, sich der anhaltenden negativen körperbezogenen Kommentare zum eigenen Körper bewusst zu werden und durch deren Umstrukturierung die Entwicklung neuer, positiverer Körperschemata zu fördern. Darüber hinaus ermöglicht das körperbezogene Tagebuch die Identifikation körperbezogenen Kontroll- und Vermeidungsverhaltens, worauf aufbauend Techniken zur Verhaltensänderung angewendet werden können.

Wichtig ist, dass alternative, angemessenere Gedanken im sokratischen Dialog herausgearbeitet werden, in dem den Patientinnen typische Denkfehler (z. B. Übergeneralisierung, selektive Abstraktion, Katastrophisierung, emotionale Beweisführung, dichotomes Denken etc.) aufgezeigt werden (s. Abb. 5). Auf keinen Fall sollten Patientinnen Gedanken formulieren, hinter denen Sie (noch) nicht stehen können.

Essanfallprotokoll	
Datum 9. Juli	Beginn des Essanfalls: 18:00 Uhr Ende des Essanfalls: 19:00 Uhr
Gab es ein auslösendes Ereignis für den Essanfall?	Alle Mädels aus meiner WG waren unterwegs, war allein zu Hause. Das war irgendwie doof, weil ich noch von der Arbeit genervt war.
Gedanken vor dem Essanfall?	„Mein Chef ist doof!" „Bin mal wieder alleine, das kotzt mich an!"
Gefühle vor dem Essanfall	Gering … Stark ängstlich 0 1 (2) 3 4 5 6 7 traurig 0 1 2 3 4 5 (6) 7 einsam 0 1 2 3 4 5 6 (7) gut gelaunt (0) 1 2 3 4 5 6 7 verärgert 0 1 2 3 4 5 6 (7) wütend 0 1 2 3 (4) 5 6 7 beschämt (0) 1 2 3 4 5 6 7 schuldig (0) 1 2 3 4 5 6 7
Körperliche Begleiterscheinungen vor dem Essanfall?	Angespannt und gleichzeitig körperlich müde; hatte Kohldampf, weil ich zum Mittagessen zu wenig gegessen habe
Was im Essanfall gegessen?	Erst normal zu Abend gegessen: 1 Teller Frittatensuppe, dann gings los: 2 Tafeln Schokolade, 1 Tüte Chips, 3 Brötchen mit Butter, Schinken und Käse, 2 Flammkuchen vom Vortag
Gedanken, Gefühle und Empfindungen während des Essanfalls?	„Das tut jetzt gut!" Es hat mich irgendwie beruhigt, war aber gleichzeitig wie ferngesteuert

Abbildung 4: Beispiel eines ausgefüllten Essanfallprotokolls

Essanfallprotokoll (Fortsetzung)

Gefühle <u>nach</u> Essanfall	Gering							Stark
ängstlich	0	1	2	3	4	5	6	**(7)**
traurig	0	1	**(2)**	3	4	5	6	7
einsam	0	1	2	3	**(4)**	5	6	7
gut gelaunt	**(0)**	1	2	3	4	5	6	7
verärgert	0	1	2	3	**(4)**	5	6	7
wütend	**(0)**	1	2	3	4	5	6	7
beschämt	0	1	2	3	4	5	6	**(7)**
schuldig	0	1	2	3	4	5	6	**(7)**

Gedanken <u>nach</u> Essanfall?	*„Oh Gott, abertausende Kalorien", „Hab Angst vor Gewichtszunahme", „Muss das jetzt schnell wieder loswerden"*
Gegensteuernde Maßnahmen? Welche? Wann?	*Habe mich um 19:00 Uhr übergeben*

Gefühle <u>nach</u> den gegensteuernden Maßnahmen	Gering							Stark
ängstlich	**(0)**	1	2	3	4	5	6	7
traurig	0	1	**(2)**	3	4	5	6	7
einsam	**(0)**	1	2	3	4	5	6	7
gut gelaunt	0	1	2	**(3)**	4	5	6	7
verärgert	**(0)**	1	2	3	4	5	6	7
wütend	**(0)**	1	2	3	4	5	6	7
beschämt	0	1	2	3	4	5	6	**(7)**
schuldig	0	1	2	3	4	5	6	**(7)**

Gedanken nach den gegensteuernden Maßnahmen?	*„Bin erleichtert", „Bin erschöpft", „Muss mich mehr beherrschen"*

Abbildung 4: Fortsetzung

Körperbildtagebuch

Datum: 7. September Wochentag: Mittwoch

Auslöser/Situation in der das negative Körpergefühl ausgelöst wurde	Bewertungs-muster	Konkrete Folgen der Bewertung (Gefühle, Gedanken, Verhalten)	Erwünschte Konsequenzen	Alternativer/ Angemessenerer Gedanke
Mutter sucht mir Kleid für Party aus	Sehe unmöglich aus Bin zu fett	Emotional: schäme mich, fühle mich unwohl, bin traurig Körperlich: angespannt Verhalten: gehe nicht zur Party, esse heute Abend nichts	Emotional: möchte mich auf die Party freuen Körperlich: entspannt sein, vielleicht ein wenig aufgeregt sein Verhalten: mich mit meinen Freunden auf der Party treffen	Fühle mich im Kleid nicht so wohl; ziehe mir lieber eine Jeans an, die mir nicht zu eng ist und ein nettes Shirt Das Kleid ist zu eng, mein Körper ist richtig!

Abbildung 5: Beispiel eines ausgefüllten Körperbildtagebuches

Im Verlauf der Therapie und mit zunehmender Besserung des Körperbildes kann das vorgestellte Körperbildtagebuch durch ein *positives körperbezogenes Tagebuch* abgelöst werden. In einer verkürzten Fassung des Tagebuchs (die Spalten „Erwünschte Konsequenzen" und „Alternativer/Angemessener Gedanke" werden entfernt) beschreibt die Patientin entsprechend dem ABC-Schema (Auslöser – Bewertung – Konsequenz) Situationen und Momente, in denen sie

Positives körperbezogenes Tagebuch

- sich mit ihrem Körper wohlgefühlt hat,
- ihrem Körper Angenehmes zugefügt hat (z. B. ein Entspannungsbad genommen) bzw.
- anderen aufgezeigt hat, welchen positiven Umgang sie mit ihrem Körper hat (z. B. „Ich gehe jetzt nicht mehr in die Stadt – ich bin müde, du kannst aber gehen.").

Ziel dabei ist es, den Fokus von negativen körperbezogenen Aspekten auf positive Erfahrungen mit dem eigenen Körper zu lenken. Eingebettet können beide Tagebücher (sowie auch weitere, expositionsorientierte Verfahren der Körperbildarbeit; s. Kap. 4.3) in ein sog. *positives Kontinuum* werden. Dabei schätzt die Patientin zu Beginn der Körperbildarbeit, im Verlauf und am Ende auf einem Kontinuum ein, wie positiv sie derzeit ihr Körperbild erlebt. Dadurch lassen sich auch kleine Veränderungen abbilden, die wiederum der Motivation, am Körperschema weiter zu arbeiten, erhöht.

Bewegungsprotokoll

Bewegungsprotokoll. Patientinnen mit BN mit ausgeprägter Gewichtsphobie setzen exzessives Bewegungsverhalten oftmals nicht nur als gegensteuernde Maßnahme bei Essanfällen ein, sondern weisen generell ein übermäßiges Bewegungsverhalten auf. Sollte dies der Fall sein, ist es sinnvoll, die Patientin ein entsprechendes Bewegungsprotokoll führen zu lassen, in dem Tätigkeiten, Gefühle und Gedanken vor Beginn des Bewegungsdrangs, die Intensität des Bewegungsdrangs, die Dauer und Art der durchgeführten Bewegung sowie kurz- und langfristige Konsequenzen des Verhaltens erfasst werden.

3.5.5 Medizinische Diagnostik

Elektrolytkonzentrationen verändern sich in Abhängigkeit von gegensteuernden Maßnahmen. So kann beispielsweise eine zu niedrige Kaliumkonzentration insbesondere mit Veränderungen im Elektrokardiogramm lebensbedrohlich sein. Dies ist einer der Gründe, weshalb bei jeder Patientin mit BN eine medizinische Diagnostik durch einen Allgemeinarzt erfolgen sollte. Tabelle 5 gibt auf der Basis der Empfehlungen der S3-Leitlinien einen Überblick über die wichtigste medizinische Diagnostik.

Tabelle 5: Wichtigste medizinische Diagnostik bei Bulimia nervosa

Anthropometrie	Internistische Untersuchung	Neurologische Untersuchung	Elektrokardiogramm	Labor
• Größe • Gewicht • Puls • Blutdruck	• Thorax • Abdomen • Gefäßstatus • Mundhöhle, Speicheldrüsen • Hautoberfläche	• höhere kortikale Funktionen • Stand, Gang • Hirnnerven • Grobmotorik • Feinmotorik, Koordination • Sensibilität • Muskeleigenreflexe • autonomes Nervensystem	• Herzfrequenz • Herzratenvariabilität	• Blutbild • Blutkörperchensenkungsgeschwindigkeit oder C-reaktives Protein • Glukose • Elektrolyte • Nierenstatus • Leberstatus • Amylase • Urinstatus • TSH

3.5.6 Vorbereitung auf die Therapie

Briefe an die Essstörung

Es hat sich als therapeutisch sinnvoll erwiesen, der Patientin im Vorfeld der kognitiven Vorbereitung das Verfassen zweier Briefe an die Essstörung – einen Brief an die Essstörung als größte Feindin, den anderen als beste Freundin – als Hausaufgabe aufzutragen (siehe hierzu auch die Karten „Möglichkeiten zur Erfassung der Funktionalität der Essproblematik“ und „Kurzanleitung zur ersten Exploration der Essstörungssymptomatik“ am Ende des Buches). Die Besprechung dieser Briefe gibt in der Regel sowohl der Patientin als auch dem Therapeuten einen sehr guten Einblick in die persönlichen Vor- und Nachteile der Essstörung und erhöht die Behandlungsmotivation der Patientin in der darauffolgenden kognitiven Vorbereitung. Darüber hinaus werden durch die Verbalisierung der Vor-und Nachteile im Rahmen der Briefe meist eine Reihe von aufrechterhaltenden Faktoren sichtbar, die dann in der kognitiven Vorbereitung genutzt und später im therapeutischen Verlauf bearbeitet werden können. Themen, die dabei oftmals genannt werden betreffen beispielsweise Essanfälle als mögliche Unterdrückung unangenehmer Gefühle, die Verbesserung des Selbstbildes durch Annäherung an das Schlankheitsideal, die Vermeidung der Auseinandersetzung mit anderen Problembereichen als mögliche Vorteile der BN; Kontrollverlust, körperliche Schwäche, Konzentrationsschwierigkeiten, ein Verstärkerverlust (im Sinne der Einschränkung des Freundeskreises), Unehrlichkeit gegenüber anderen als mögliche Nachteile der Essstörung.

Erklärungsmodell

Ziel der kognitiven Vorbereitung ist es, die Patientin zur Behandlung zu motivieren, indem der Therapeut entsprechend des unter Kapitel 2 vorgestellten Modells zur BN ein plausibles Erklärungsmodell für die Entstehung und Aufrechterhaltung ihrer Störung vermittelt und darauf aufbauend ein Veränderungsmodell der BN abgeleitet wird. Dabei gilt es, ein „Dozieren" von Seiten des Therapeuten zu vermeiden; vielmehr sollte die Patientin durch die *Methode des geleiteten Entdeckens* in einem interaktiven Vorgehen angeregt werden, das Modell mit eigenen Beispielen und Erfahrungen anzureichern, ihre Bedenken, Zweifel und Fragen offen zu äußern und auch eigene Erfahrungen einzubringen, die mit dem Erklärungsmodell in Widerspruch stehen.

Veränderungsmodell

In der Gesprächsführung ist darauf zu achten, dass eine einfache und präzise Sprache gewählt wird; auf Fremdwörter und Langatmigkeit bei der Erklärung sollte verzichtet werden. Darüber hinaus ist es sinnvoll, zentrale Aspekte des Modells schriftlich festzuhalten, damit die Patientin sich auch nach der Stunde damit beschäftigen kann und ggf. Unklarheiten klären kann:

Gesprächsführung

Beipieldialog:

Th.: Viele Patientinnen berichten, dass sie sich im Vorfeld des ersten Essanfalls sehr viele Sorgen um ihre Figur und ihr Gewicht gemacht haben. Wie war das denn bei Ihnen?

Pat.: Na ja, ich war schon länger unglücklich mit meinem Körper, kam mir zu dick vor und hab mich dann halt immer wieder gewogen.

Th.: Ich verstehe. Mich würde dabei interessieren, woher denn dieses Sich-zu-dick-Fühlen kam: haben Sie tatsächlich mehr gewogen als beispielsweise Ihre gleichaltrigen Mitschülerinnen?

Pat.: Eigentlich nicht, es war mehr so ein Gefühl ...

Th.: Aha, Sie waren also nicht objektiv dicker als Ihre Mitschülerinnen, haben sich aber trotzdem dick gefühlt ... Was hätte denn aus Ihrer Sicht in Ihrem Leben anders verlaufen müssen, damit Sie Ihren damaligen normalgewichtigen Körper mit Ihrem damaligen normalen Gewicht auch tatsächlich als normal betrachtet hätten?

Pat.: Vielleicht wenn meine Mutter nicht ständig mit Diäten und so einem Kram rumgemacht hätte.

Th.: Warum hat sie das gemacht?

Pat.: Na, weil Sie sich immer zu dick vorkam, obwohl ich das gar nicht fand. Und deswegen hat sie dann eben weniger gegessen oder alles Mögliche halt ausprobiert – kein Kuchen usw.

Th.: Und inwiefern hat Sie das geprägt?

Pat.: Ich hab ja dann mit 13 oder so zugenommen, und hab mir dann eben auch gedacht, dass ich das ändern will und hab angefangen, weniger zu essen und Süßigkeiten wegzulassen ... Das mache ich ja heute auch noch so ...

Th.: So ähnlich wie am letzten Freitag (s. Essprotokoll vom 9. Juli in Abb. 3). Da ist mir in Ihrem Essprotokoll aufgefallen, dass Sie mittags richtig viel Hunger hatten und Lust auf was Süßes hatten. Was schwebte Ihnen da so vor?

Pat.: Ja was Deftigeres, so was wie ein Kaiserschmarrn.

Th.: Ja, so was würde mir auch vorschweben, wenn ich zum Mittagessen Lust auf was Süßes hätte – gegessen haben Sie dann aber ein Putenschnitzel mit Salat. Lassen Sie uns Mal genauer ins Protokoll schauen ... Wie war das dann mit Ihrer Sättigung?

Pat.: Ich war noch hungrig, das war mir einfach zu wenig ...

Th.: Und wie war das dann am Abend?

Pat.: Da kam dann der Essanfall.

Th.: Ja, wenn man richtig hungrig ist, ist es ja auch schwer dem Essen zu widerstehen. Ist das etwas, was Ihnen häufiger passiert, also dass Sie erst weniger essen, noch hungrig sind und es dann zu einem Essanfall kommt?

Kompatibilität des Modells

In dem kurzen Abschnitt prüft der Therapeut die Kompatibilität des Modells der BN mit den Erfahrungen der Patientin. So zeigt sich, dass entsprechend des Modells Sorgen um die Figur und das Gewicht ein wichtiger Faktor für das erste Auftreten der Essanfälle und deren Aufrechterhaltung war. Dies würde der Therapeut auch gemeinsam mit der Patientin grafisch festhalten. Entgegen der Modellannahmen bestand jedoch keine Adipositas in der Kindheit; vielmehr scheint die familiäre Transmission von restriktivem Essverhalten als Reaktion auf die Unzufriedenheit mit dem eigenen Gewicht von Bedeutung gewesen zu sein. Der Therapeut exploriert anschließend die Modellfunktion des mütterlichen Verhaltens für Entstehung und Aufrechterhaltung der Symptomatik der Patientin und kann in der Folge kalorienreduziertes und restriktives Essverhalten als weiteren Faktor in das individuelle Modell der Patientin mit aufnehmen sowie den Zusammenhang mit Essanfällen im Alltag herstellen.

Im Verlauf der Therapie wird es notwendig sein, diese (u. a.) einzelnen Komponenten des Modells stärker zu thematisieren. So wird beispielsweise das familiäre Essverhalten eine Rolle spielen, wenn es um die Normalisierung des Essverhaltens der Patientin geht. Oder aber, wenn es um eine anstehende Gewichtszunahme geht, werden das mütterliche Schlankheitsideal und deren Folgen für die Patientin einen stärkeren Fokus in der Therapie einnehmen. Im Rahmen der kognitiven Vorbereitung sollte allerdings stets darauf geachtet werden, dass einzelne Bereiche nicht zu langatmig durchgesprochen werden, da die Patientin v. a. ein plausibles und überschaubares Erklärungsmodell mit Bezug auf ihre eigenen Lernerfahrungen erhalten soll. Darauf aufbauend sollte die Patientin selbst in der Lage sein, Implikationen des Erklärungsmodells für die Veränderung der Symptomatik zu generieren. Vom Therapeuten angeleitet soll sie sich vorstellen, ab sofort ihr Essverhalten zu normalisieren (z.B. ausreichend große Mengen, regelmäßig essen, Zwischenmahlzeiten einnehmen, auf tägliches Wiegen verzichten) und durch Strategien der kognitiven Therapie kurz- und langfristige Folgen dieser Verhaltensänderungen abwägen, z.B.

„Was spricht dafür, was dagegen, dass Sie ein normales Gewicht akzeptieren lernen können?"

Oder:

„Was spricht für, was gegen die weitere Einsparung von Kalorien?"

Wichtig ist dabei, dass die Ängste der Patientin in Bezug auf die Verhaltensänderung ernst genommen werden und in Gedanken durchgespielt werden. Wenn die Patientin beispielsweise befürchtet, durch die Normalisierung des Essverhaltens unkontrolliert zuzunehmen, sollte zunächst exploriert werden, wie das genau nach der Vorstellung der Patientin verlaufen würde und was genau eine unkontrollierte Gewichtszunahme bedeutet. Im Anschluss kann anhand der Methode des geleiteten Entdeckens herausgearbeitet werden, dass durch das restriktive Essverhalten der Drang zur Nahrungsaufnahme (z.B. in Form von Essanfällen) deutlich stärker ausgebildet ist als unter normalem Essen, was sich u.a. auf den Gewichtsverlauf auswirken wird und, dass ein Essen nach Hunger und Sättigung eher zu einer Gewichtsstabilisierung beitragen wird. Wichtig ist darüber hinaus, dass die Primärziele der Patientin niemals direkt in Frage gestellt werden (z.B. „Ich will aber abnehmen"). Vielmehr sollte der Therapeut die kurz- und langfristigen Folgen dieser Zielerreichung herausarbeiten (z.B., dass eine weitere Gewichtsabnahme die Wahrscheinlichkeit von Ess-Brechanfällen erhöhen wird).

Vor- und Nachteile für oder gegen eine Behandlung

Zum Abschluss der kognitiven Vorbereitung fasst der Therapeut nochmals die vorab thematisierten Vor- und Nachteile für oder gegen eine Behandlung zusammen, greift die Bedenken der Patientin auf, zeigt Verständnis für die Bedenken und räumt der Patientin ca. eine Woche Bedenkzeit für eine Entscheidung für oder gegen eine Therapie ein. Wichtig ist dabei, dass die Patientin nicht zu einer Therapie überredet wird, sondern durch das wiederholte Abwägen der Vor- und Nachteile eine selbstständige Entscheidung trifft, da eine freiwillige und bewusste Entscheidung die für die Behandlung notwendige Motivation und Kooperationsbereitschaft der Patientin erhöht.

3.5.7 Abfolge der diagnostischen Erhebungen

Grobe Erfassung der aktuellen Symptomatik

Neben einer groben Erfassung der aktuellen Symptomatik und ihres bisherigen Verlaufs sowie der Vermittlung eines groben Behandlungsplans dient das Erstgespräch dem Aufbau einer therapeutischen Beziehung, in der die Patientin sich verstanden fühlt und offen über ihre Symptomatik berichten kann. Bereits nach der ersten Sitzung sollte der Patientin empfohlen werden, sich an den Hausarzt zu wenden, um mögliche körperliche Probleme, die mit der BN zusammenhängen, abzuklären. Hierbei sollten auch eventuelle Bedenken oder Schwierigkeiten zu den eigenen Symptomen gegenüber dem Hausarzt aufgegriffen und geklärt werden.

Abklärung der Symptomatik und komorbider Diagnosen

In der zweiten (und u. U. dritten) Sitzung sollte die systematische Abklärung der Symptomatik und komorbider Diagnosen anhand strukturierter Interviews erfolgen (s. Kap. 3.5.1 und 3.5.2). Dabei sollten die Patientinnen vorab informiert werden, dass Informationen sehr detailliert anhand vorgefasster Fragen erfasst werden mit dem Ziel, einen umfassenden Überblick über die einzelnen Problembereiche zu erlangen und einen entsprechenden Behandlungsplan erstellen zu können. Am Ende der zweiten Sitzung sollten darüber hinaus entsprechende für die Symptomatik relevante Fragebögen, die die Patientin zu Hause bearbeiten kann, mitgegeben werden. Der Therapeut sollte dabei erläutern, dass die Fragebögen diagnostischen Zwecken, aber auch der Verlaufs- und Erfolgsmessung der Behandlung dienen. Die Rückmeldung der Befunde sollte dann in der vierten Sitzung erfolgen. Dabei sollte der Therapeut auch erfragen, inwiefern wichtige Problembereiche im Rahmen der Diagnostik (Interview und Fragebögen) nicht angesprochen wurden. Ähnliches gilt auch für den Einsatz der Fragebögen im Verlauf der Therapie.

Hausaufgabe zwei Briefe an die Essstörung

Zur Vorbereitung der dritten Sitzung kann die Patientin angeleitet werden, als Hausaufgabe zwei Briefe an die Essstörung (Essstörung als Freundin bzw. Feindin) zu schreiben. Auch hier sollte die Patientin darüber aufgeklärt werden, dass die Hausaufgabe der Vorbereitung auf die nächste Sitzung gilt, in der die persönlichen Vor- und Nachteile der BN detaillierter besprochen werden. Darüber hinaus sollte die Patientin vor dem Hintergrund eines oftmals bestehenden Leistungsdrucks dahingehend informiert werden, dass es bei dieser Aufgabe keine richtige oder falsche Lösung gibt und dass es nicht auf die Länge der Briefe ankommt.

Herausarbeitung der Vor- und Nachteile der BN

In der dritten Sitzung erfolgt dann die Herausarbeitung der Vor- und Nachteile der BN für die Patientin. Es bietet sich an, die Vor-und Nachteile der BN z. B. anhand der Besprechung der Hausaufgabe (Briefe an die BN als Freundin bzw. Feindin) oder anhand einer sogenannten „Stuhlübung“ zu erfassen. Bei der Stuhlübung werden zwei Stühle aufgestellt, wobei ein Stuhl den Vorteilen, der andere Stuhl den Nachteilen der Essstörung zugeschrieben wird. Die Patientin setzt sich dann auf den jeweiligen Stuhl und äußert die jeweiligen Vor- bzw. Nachteile, die mit der BN verbunden sind in der Ich-Form (z. B. auf dem „Vorteil-Stuhl" sitzend: „Durch dich habe ich Kontrolle über mein Gewicht", „Ich kann meinen Ärger loswerden"; auf dem „Nachteil-Stuhl" sitzend: „Ich ziehe mich zunehmend von meinen Freundinnen zurück, damit sie nichts merken"). Die Herausarbeitung der Vor- und Nachteile der BN anhand der Briefe bzw. der Stuhlübung eignet sich auch zur Erhebung relevanter biografischer Informationen für den Therapieantrag, da die Vor- und Nachteile der BN sehr eng an biografische Erlebnisse der Patientinnen gekoppelt sind.

Stuhlübung

In der vierten Sitzung findet dann die Vorbereitung auf die Therapie statt, indem eine Rückmeldung über alle bisher erhobenen Befunde (inkl. der in der dritten Sitzung erfassten Vor- und Nachteile sowie des hausärztlichen Befunds) erfolgt. Darüber hinaus wird sichergestellt, dass keine für die Patientin relevanten Problembereiche ausgelassen wurden (siehe auch Kapitel 3.5.7, zweiter Absatz), woraufhin ein individuelles Erklärungsmodell für die BN sowie darauf aufbauend ein auf die Patientin abgestimmtes Veränderungsmodell abgeleitet wird. Die Patientin erhält dann ca. eine Woche Bedenkzeit, um sich aktiv und ohne direkte Einflussnahme des Therapeuten für oder gegen die Therapie zu entscheiden. Entscheidet sich die Patientin für eine Therapie, können in der fünften Therapiestunde im Rahmen einer „biografischen Anamnesesitzung" für den Therapieantrag noch relevante Informationen erhoben werden.

Vorbereitung auf die Therapie

Anzumerken ist, dass die Vorgabe der Sitzungsanzahl bis zur kognitiven Vorbereitung als ungefähre Sitzungsanzahl betrachtet werden sollte. Je nach Ausprägung der assoziierten Esspathologie und Komorbidität kann die diagnostische Abklärung mehr oder weniger als zwei Sitzungen beanspruchen. Je nach Anzahl der in den Briefen festgehaltenen Themen kann die Bearbeitung der Briefe mehr als eine Sitzung beanspruchen oder mit der kognitiven Vorbereitung zusammengelegt werden. Abbildung 6 liefert eine schematische Empfehlung zur Abfolge der ersten fünf Sitzungen.

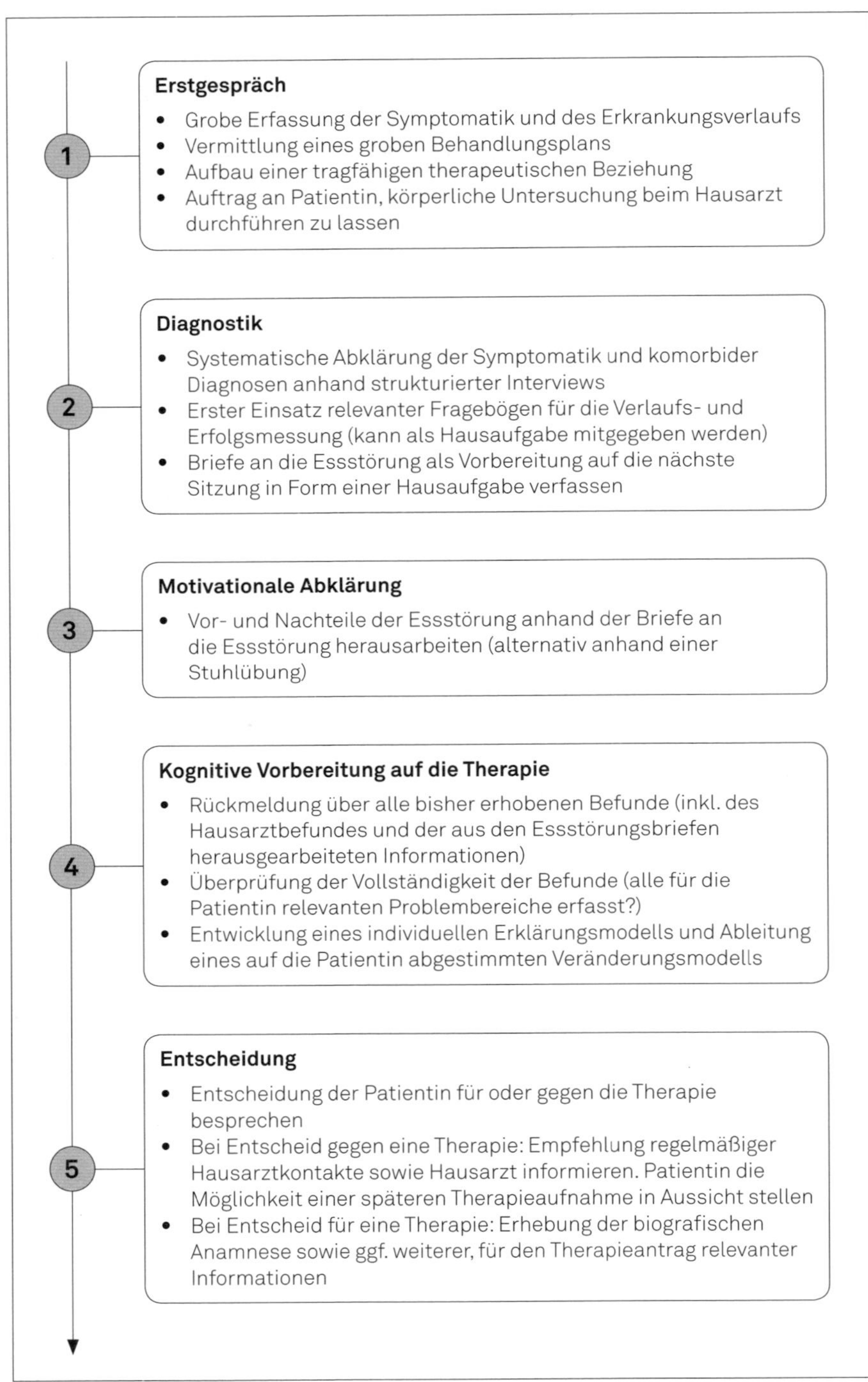

Abbildung 6: Empfehlung zur Abfolge der probatorischen Sitzungen

4 Behandlung

Reduktion der Essanfälle

Esspathologie

Primäres Ziel ist die Reduktion der Essanfälle und der gegensteuernden Maßnahmen sowie der damit assoziierten Esspathologie (z. B. die Körperbildstörung). Darüber hinaus sollten für die Patientin relevante ätiologische und aufrechterhaltende Faktoren im Zuge der Behandlung bearbeitet werden (z. B. Umgang mit negativer Stimmung, Stressbewältigung etc.). Solche Faktoren können u. a. komorbide Diagnosen (z. B. das Vorliegen einer Posttraumatischen Belastungsstörung oder einer Borderline-Persönlichkeitsstörung) sein.

Das hier vorgestellte Vorgehen einer KVT-Behandlung der BN fußt auf einem Behandlungsmanual, das auf der Grundlage der Forschungsliteratur entwickelt und evaluiert wurde (Tuschen-Caffier & Florin, 2012). Die Behandlung beinhaltet im Wesentlichen vier Behandlungsmodule:

- Modul zur Normalisierung des Essverhaltens,
- Modul zur Normalisierung der Körperbildstörung,
- Modul zur Therapie dysfunktionaler Stressreaktionen,
- Modul zur Stabilisierung und Rückfallprophylaxe.

Eine ausführliche Diagnostik sowie die kognitive Vorbereitung sind ein zentraler Baustein der Behandlung der BN. Sie stellen die Voraussetzung für die darauffolgende Umsetzung der vier Behandlungsmodule dar, weswegen sie bereits unter Kapitel 3 beschrieben wurden. Da davon auszugehen ist, dass auch nach einer bewussten Entscheidung seitens der Patientin die Therapiemotivation ambivalent sein wird, werden wir zunächst auf die Gesprächsführung während der Behandlung eingehen.

4.1 Therapeutische Gesprächsführung

Motivierende Gesprächsführung

Ähnlich der Gesprächsführung im Erstgespräch und im Verlauf der kognitiven Vorbereitung sollten vor dem Hintergrund der ambivalenten Therapiemotivation während der gesamten Behandlung *Techniken der motivierenden Gesprächsführung* angewendet werden. Ziel dabei ist es, dass Patientinnen mit BN ihre Wahrnehmungen, Bewertungen, Attributionen, Erwartungsängste und Copingstrategien in Bezug auf essstörungsrelevante Themen überprüfen und sich eigenständig für oder gegen eine Einstellungs- oder Verhaltensänderung entscheiden können. Da sich kognitive Schemata, die in den entsprechenden Wahrnehmungen, Bewertungen, Erwartungsängsten etc. ihren Ausdruck finden, nicht durch die ausschließliche Anwendung verbaler Verfahren ändern, werden nicht nur spezielle Strategien der Gesprächsführung, sondern auch *Verhaltensexperimente* eingesetzt. Berücksichtigt werden sollte darüber hinaus, dass Informationen vonseiten des Therapeuten, die den Ein-

Verhaltensexperimente

stellungen der Patientin widersprechen, eher zu Reaktanz und einer Verteidigung ihrer Einstellungsstruktur führen. Aus diesem Grund sollte der Therapeut nicht gegen die Patientin argumentieren, sondern in seiner Gesprächsführung darauf achten, dass die Patientin ihre Schlussfolgerungen selbst ziehen kann. Voraussetzung hierfür ist, dass sich der Therapeut in das Denk- und Wertesystem der Patientin hineinversetzen und deren Gedanken und Gefühle vorwegnehmen kann. Folgende Strategien können neben den in Kapitel 3.1 vorgestellten Techniken dabei nützlich sein (Tuschen-Caffier & Florin, 2012):

Gedanken und Probleme vorwegnehmen

Gedanken und Probleme vorwegnehmen. Der Therapeut versetzt sich in das Denk- und Wertesystem der Patientin, wodurch er einerseits Verständnis für die Patientin zeigt, andererseits demonstriert, dass er mit der Symptomatik vertraut ist.

Beispiel:

Th.: Sie haben mir berichtet, dass Sie den Anblick des eigenen Körpers im Spiegel kaum ertragen können. Ich kann mir vorstellen, dass allein mein Vorschlag, nächste Woche mit den Konfrontationsübungen im Spiegel anzufangen, große Ängste auslöst und dass Sie denken, dass das alles nur noch schlimmer machen wird. Liege ich da richtig?

Kognitive Fallen verdeutlichen

Kognitive Fallen verdeutlichen. Hierbei versucht der Therapeut, der Patientin Gedanken, die in eine Sackgasse führen, zu verdeutlichen. Ziel ist es, dass die Patientin ein Verständnis für die Schwierigkeit, abstrakte Konzepte oder Verallgemeinerungen anhand von Einzelerfahrungen zu beweisen bzw. zu widerlegen, erhält. Häufig handelt es sich hier um typische Denkfehler wie Übergeneralisierung, selektive Abstraktion, abergläubisches Denken oder emotionale Beweisführung.

Beispieldialog:

Pat.: Na ja, früher war ich dick und unglücklich, also werde ich mich mit der Gewichtszunahme auch nicht besser fühlen. Und so unglücklich macht das Leben für mich keinen Sinn.

Th.: Ich verstehe. So gesehen würde ich an Ihrer Stelle auch nicht zunehmen wollen. Was hat Sie denn genau unglücklich gemacht? War es allein das Dicksein oder lag es auch an den damit verbundenen Umständen, z. B. dass Sie den Eindruck hatten, dass sich das auf Ihre Freundschaften auswirkte usw.?

Pat.: Ja klar. Ich habe mich immer einsam gefühlt, hatte keine wirklichen Freunde, wurde in der Schule benachteiligt und war ständig unglücklich verliebt.

Th.: O.k., Sie haben also Angst, dass eine Gewichtszunahme dazu führen wird, dass Sie Ihre aktuellen Freundinnen und Ihren Partner verlieren und in der Arbeit ausgegrenzt werden. Ist das richtig?
Pat.: Genau.
Th.: Diese Bereiche sind es aber, die für Sie den Sinn des Lebens ausmachen. D.h., wir müssten darüber nachdenken, wie Sie diese für Sie verständlicherweise so wichtigen Bereiche trotz einer Gewichtszunahme beibehalten können ...

Dilemmata des Problemverhaltens

Dilemmata des Problemverhaltens aufzeigen. Der Therapeut vermittelt mit dieser Technik Informationen, die die Funktionalität des Problemverhaltens (z.B. anhaltendes Body Checking zur Gewichtskontrolle) infrage stellen. Dadurch wird bei der Patientin ein kognitiv-emotionaler Konflikt erzeugt, der die Motivation einer Verhaltensänderung erhöht. Im Folgenden wird das unter der Technik „Gedanken und Probleme vorwegnehmen" vorgestellte Beispiel erneut aufgegriffen und fortgesetzt:

Beispieldialog:

Th.: Sie haben mir berichtet, dass Sie den Anblick des eigenen Körpers im Spiegel kaum ertragen können. Ich kann mir vorstellen, dass allein mein Vorschlag, nächste Woche mit den Konfrontationsübungen im Spiegel anzufangen, große Ängste auslöst und dass Sie denken, dass das alles nur noch schlimmer machen wird. Liege ich da richtig? [Gedanken vorweggenommen]
Pat.: Genau! Ich hab halt Angst, dass ich mich dann noch mehr hasse als es eh schon der Fall ist.
Th.: Wie war das denn am Anfang Ihrer Essstörung – haben Sie von einem Tag an den eigenen Anblick nicht mehr ertragen oder war das eher ein schleichender Prozess?
Pat.: Na ja, es war schon eher schleichend ...; ich habe mich immer seltener angeguckt, weil es halt immer unerträglicher wurde.
Th.: Könnte es denn sein, dass es u.a. auch zunehmend schwieriger wurde, weil Sie das „Sich-Ansehen" nicht mehr gewohnt waren? Sozusagen aus der Übung gekommen sind? Wie z.B. jemand, der aus irgendwelchen Gründen eine Angsterfahrung auf einer Brücke erlebt, dann beginnt, Brücken mehr und mehr zu vermeiden und irgendwann sich überhaupt nicht mehr vorstellen kann, hochzugehen ... Oder eine Person, die sich dauernd die Hände wäscht, weil sie Angst vor Bakterien hat, aber dieses massive Händewaschen letztlich zu einer Bakterienresistenz führt und zu noch mehr Angst führt ... Was meinen Sie?
Pat.: Ja das könnte schon sein ...

Th.: Und wenn Sie in diesem Gedankengang drin bleiben, wohin würde dann das „Sich-weiterhin-nicht-Angucken" langfristig führen?
Pat.: Ja, dass es noch schlimmer wird ...
Th.: Genau! Und welche Möglichkeit könnten Sie versuchen, um diesen Teufelskreis zu unterbrechen?
Pat.: Indem ich wieder übe, mich anzugucken ...

Kognitiv-affektive Reaktanz auflösen

Kognitiv-affektive Reaktanz auflösen. Gemäß der Reaktanztheorie verteidigen Patientinnen ihre Überzeugungen umso mehr, je stärker sie sich vom Therapeuten zu einer Einstellungs- bzw. Verhaltensänderung gedrängt fühlen. Anstelle von Überzeugungsversuchen kann der Widerstand der Patientin aufgelöst werden, indem der Therapeut die eigene Position relativiert und der Patientin vermittelt, dass ihre Überzeugungen nachvollziehbar sind. Gleichzeitig vermittelt der Therapeut eher beiläufig Informationen zu möglichen Interventionen, die bei anderen Patientinnen zu Verbesserungen geführt haben, was die Veränderungsmotivation der Patientin wiederum steigert.

Beispieldialog:

Pat.: Wenn ich regelmäßig esse, dann esse ich insgesamt mehr und nehme dann mehr zu. Das möchte ich nicht.
Th.: Ja, ich kann verstehen, dass Ihnen dieser Gedanke Angst macht. Und wahrscheinlich haben Sie auch schon die Erfahrung gemacht, dass Sie auch an Tagen, an denen Sie drei Mahlzeiten gegessen haben, trotzdem Essanfälle hatten. Verstehe ich das richtig?
Pat.: Ja, ich hab öfter Mal probiert, normal zu essen, aber der Essanfall kam dann trotzdem, spätestens am Abend.
Th.: Ja, da hätte ich auch wenig Lust, das nochmals auszuprobieren, das stimmt. Gleichzeitig hat sich gezeigt, dass der Körper mehr als ein paar Tage braucht, um sich auf eine Ernährungsumstellung einstellen zu können und dass es in der Tat so ist, dass er zunächst rebelliert und auf das „Bewährte" zurückgreift. Damit er das schafft, braucht er eine Zeit lang gute Unterstützung, um zu lernen, dass er auf Essanfälle nicht mehr zurückzugreifen braucht. Zumindest hat sich das bei den meisten unserer Patientinnen so geäußert, aber bei Ihnen kann das natürlich anders sein. Die Frage ist, ob Sie sich diesbzgl. vielleicht noch eine Chance geben wollen und diese Ernährungsumstellung angehen wollen, während wir gleichzeitig Strategien erarbeiten, wie Sie mit dem Essdruck im gesättigten Zustand klarkommen können. Die Entscheidung liegt ganz bei Ihnen ...

Verhaltensexperimente

Verhaltensexperimente. Verhaltensexperimente sind ein wichtiges Mittel, um Erwartungsängste und Befürchtungen zu überprüfen. Die Durchführung dieser Experimente soll die Patientinnen unterstützen, alternative Sichtweisen bzgl. der befürchteten Situation zu überprüfen.

Beispieldialog:

Pat.: Ich habe drei Kilo zugenommen und würde mich am liebsten verkriechen. Gehe nur noch mit diesen Schlabberhosen und Schlabber-T-Shirt aus dem Haus.
Th.: Was befürchten Sie denn?
Pat.: Dass mir jeder auf den Bauch guckt und denkt „Bah, ist die fett".
Th.: Und woran erkennen Sie, dass jemand über Sie so was denkt?
Pat.: Na ja, in dem er oder sie halt drauf starrt und das Gesicht verzieht.
Th.: Ich kann mir vorstellen, dass das den Wunsch nach der Essstörung wieder verstärkt ... demnach wäre es doch wichtig, zu überprüfen, ob die Menschen sich jetzt wirklich vor Ihnen ekeln. Denn, wenn dem so ist, dann wollen Sie vielleicht wirklich wieder zurück in die Essstörung. Was meinen Sie?
Pat.: Ja, ich habe die Tage öfter darüber nachgedacht, ob sich das ganze wirklich lohnt ...
Th.: Sind Sie denn bereit, das zu testen? ... Dann wäre mein Vorschlag, dass wir nächste Woche ins Schwimmbad gehen und wir uns direkt am Pool im Bikini hinsetzen, uns unterhalten und Sie beiläufig prüfen, ob die Leute wirklich Ihren Bauch anstarren und das Gesicht verziehen. Was meinen Sie?

4.2 Interventionen zur Normalisierung des Essverhaltens

Hunger und Sättigung wieder beachten lernen

Regelmäßige und ausgewogene Mahlzeiteneinnahme

„Verbotene" Nahrungsmittel

Ein Ziel dieses Moduls liegt darin, dass Patientinnen mit BN Hunger und Sättigung wieder beachten lernen sowie eine regelmäßige und ausgewogene Mahlzeiteneinnahme mit ausreichenden Nahrungsmengen etablieren. Gerade in Bezug auf die Essanfälle ist es darüber hinaus wichtig, dass sogenannte „verbotene" Nahrungsmittel in den Mahlzeitenplan mit einbezogen werden. In KVT-orientierten Behandlungsprogrammen werden folgende Interventionen zur Normalisierung des Essverhaltens eingesetzt:

Erstellen von Mahlzeitenplänen

- *Erstellen von Mahlzeitenplänen.* Patientin und Therapeut erstellen gemeinsam einen Mahlzeitenplan, der gesundheitliche Aspekte zur Verteilung der Makronährstoffe nach den Empfehlungen der Deutschen Gesellschaft für gesunde Ernährung (www.dge.de) berücksichtigt. Nicht selten kommt es dabei vor, dass Patientinnen eine Abneigung für bestimmte Nahrungsmittel äußern. Gemäß der unter Kapitel 3.1 und 4.1 vorgestellten Techniken der Gesprächsführung sollte der Therapeut die Patientin nicht „mit erhobenem Zeigefinger" zum Verzehr dieser Nahrungsmittel zwingen.

Sinnvoller ist es, z. B. anhand einer Stuhlübung gemeinsam zu eruieren, inwiefern die Patientin oder eben ihre Essstörung ein bestimmtes Nahrungsmittel ablehnt. Im Rahmen einer solchen Stuhlübung kann der Patientin verdeutlicht werden, dass „auf dem Essstörungsstuhl" eine entsprechende Unterscheidung kaum möglich ist. Oder aber Patientin und Therapeut überprüfen gemeinsam, inwiefern sich der Geschmack auch vor der Essstörung im Übergang von der Kindheit zur Jugend verändert hat (z. B. mögen sehr viele Kinder kein grünes Gemüse, im Jugendalter verändert sich dies meist). In beiden Fällen würde das Fazit sein, dass nur ein mehrmaliges Probieren solcher Nahrungsmittel zeigen wird, ob ein entsprechendes Nahrungsmittel tatsächlich nicht den eigenen Vorlieben entspricht. Solche Techniken der Gesprächsführung sollten v. a. bei kalorienhaltigeren Nahrungsmitteln (Kohlenhydrate, Fette) verwendet werden. Gleichzeitig sollten gerade bei Nahrungsmitteln, die nicht mit entsprechenden Gewichtsängsten verknüpft sind, entsprechende Vorlieben berücksichtigt werden (z. B. eine Patientin, die keine Erbsen mag, aber viele andere Gemüsesorten). Wichtig dabei ist aber auch, dass der Patientin vermittelt wird, dass eine möglichst große Flexibilisierung und ein breites Spektrum an Nahrungsmitteln im Sinne der Essstörungsbewältigung hilfreich sind. Demnach ist auch das „aktive Genießen" kalorienhaltiger Nahrungsmittel („Der Verzehr eines Schokoriegels darf mir Freude bereiten") ein Ziel, das erst im Behandlungsverlauf erreicht werden soll, da Patientinnen mit einer solchen Zielvorgabe gleich zu Beginn der Therapie aufgrund der ausgeprägten gewichtsbezogenen Ängste mit Überforderung reagieren könnten.
Für die Wiedererlangung von Hunger und Sättigung sollte auf Regelmäßigkeit und Mahlzeitenmenge geachtet werden. Vor allem bei Patientinnen, die kaum noch Hunger und Sättigung wahrnehmen, sollte zunächst eine dreigeteilte Mahlzeitenstruktur (morgens, mittags, abends) mit mindestens einer warmen Mahlzeit täglich (inkl. eines Nachtisches) gewählt werden. Zwischenmahlzeiten sollten erst nach Einsetzen von Hunger und Sättigung eingeführt werden. Dabei empfiehlt es sich, gemeinsam mit den Patientinnen eine Liste verbotener Nahrungsmittel zu erstellen, entsprechend einer Angsthierarchie zu sortieren und diese dann sukzessive als Nachtisch bei der Hauptmahlzeit und im Rahmen der Zwischenmahlzeiten zu konsumieren (siehe hierzu auch den folgenden Unterpunkt Mahlzeitenbegleitung). Gerade vor dem Hintergrund, dass Patientinnen mit BN durchaus auch Mahlzeiten außerhalb von Essanfallepisoden erbrechen, sollte in der Regel ein graduiertes Vorgehen (von einer niedrigeren bis zur höchsten Angststufe) gewählt werden.

Mahlzeitenbegleitung

- *Mahlzeitenbegleitung.* Da eine rasche Reduktion der Häufigkeit unangemessener kompensatorischer Maßnahmen und des gezügelten Essverhaltens ein prognostisch günstiger Faktor für den kurz- und langfristigen Verlauf darstellt, ist gerade zu Behandlungsbeginn die regelmäßige Mahlzeitenbegleitung durch den Therapeuten eine wichtige und notwendige Maßnahme. Daher empfiehlt sich eine hochfrequente wöchentliche Sitzungsanzahl zu Behandlungsbeginn (z. B. dreimal pro Woche). Um Abrechnungsprobleme mit den Krankenkassen zu vermeiden, empfiehlt es sich darüber hinaus, die hochfrequente Sitzungsanzahl im Antrag zu beantragen und mit den notwendigen Mahlzeitenbegleitungen, der regelmäßigen Exposition mit verbotenen Nahrungsmitteln und den Figurkonfrontationen (s. Kap. 4.3.1 und 4.4) sowie den empirisch begründeten Vorteilen einer raschen Symptomreduktion mit Blick auf die Behandlungsprognose zu begründen.

Die Mahlzeitenbegleitung betrifft Mahlzeiten, vor denen die Patientin Angst hat, die sie im Alltag vermeidet oder lange nicht mehr gegessen hat (z. B. Butter beim Frühstück, warme Mahlzeiten, verbotene Nahrungsmittel). Die Begleitung erfolgt in der Regel aus Zeitgründen in der therapeutischen Praxis oder nahegelegenen Restaurants und Mensen. Gerade aber weil restriktives Essen und Essanfälle häufig im heimischen Umfeld vorkommen, sollten Mahlzeitenbegleitungen – sofern organisatorisch möglich – auch im heimischen Umfeld erfolgen. Im Rahmen dieser Begleitungen ist es sinnvoll, das therapeutische Arbeitsbündnis in den Vordergrund zu stellen und – ähnlich wie im therapeutischen Setting in der Praxis – darauf zu achten, dass die Essenssituation keinen „privaten Charakter" erhält, sondern entsprechend strukturiert ist. Dies ist nicht immer einfach, da die Atmosphäre, in der die Essenssituation stattfindet, gleichzeitig entspannt sein sollte. Hilfreich ist es, jeweils vor und nach der Mahlzeiteneinnahme dysfunktionale Gedanken und damit einhergehende Gefühle zu identifizieren und zu besprechen. Des Weiteren sollten die Ziele der Mahlzeiteneinnahme formuliert und im Anschluss nachbesprochen werden. Solche Ziele können beispielsweise sein: die Auseinandersetzung mit einem verbotenen Nahrungsmittel, langsames Essen, das Einlegen von Pausen, das Beschreiben von Geschmacksempfindungen, die Herstellung einer Balance zwischen dem Fokus auf den Geschmack, der Wahrnehmung von Hunger und Sättigung und der Aufmerksamkeit für Außenreize.

Ernährungstagebuch, Essanfalltagebuch und Bewegungsprotokoll

- *Ernährungstagebuch, Essanfalltagebuch und Bewegungsprotokoll.* Wie in Kapitel 3.5.4 beschrieben, werden Essprotokolle und Essanfalltagebuch bereits in der diagnostischen Phase eingesetzt. Bei entsprechender Indikation wird zusätzlich ein Bewegungstagebuch geführt. Die Tagebücher sollten über die gesamte Behandlungsphase weitergeführt werden, um vorausgehende, begleitende und den Essanfällen folgende situative Faktoren sowie damit einhergehende Gedanken und Gefühle zu identifizieren. Darauf aufbauend können entsprechende Auslöser- und Reaktionskontrollstrategien abgeleitet und eingeübt werden. Der Therapeut erhält darüber u. a. unmittelbar Rückmeldung bzgl. möglicher Schwierigkeiten bei der Umsetzung des vereinbarten Mahlzeitenplans. Demnach stellen solche Tagebücher ideale Hilfsmittel dar, um die Funktionalität der BN mit dem entsprechenden Essverhalten zu verknüpfen und zu behandeln. Gleichzeitig sind sie ein ideales Mittel zur Rückfalldiagnostik, worauf aufbauend entsprechende Risikosituationen vorweggenommen, entsprechende Verhaltenskompetenzen aufgebaut, Verhaltensdefizite im Umgang mit Risikosituationen kompensiert und damit das Ausmaß der Selbstwirksamkeitsüberzeugung der Patientin erhöht werden können. Voraussetzung für die sinnvolle Nutzung der Tagebücher ist allerdings eine entsprechende Schulung durch den Therapeuten sowie die regelmäßige Einbindung dieser für die Patientinnen doch oftmals aufwändigen Intervention in die Therapie (für weitere Informationen zum Einsatz dieser Tagebücher s. Kap. 3.5.4).

Gewichts(halte)-vertrag

- *Gewichts(halte)vertrag.* Ziel eines Gewichtsvertrags ist es, Patientinnen mit BN, die ein geringes Körpergewicht haben (z.B. an der Grenze zum Untergewicht) und Schwierigkeiten mit einer Gewichtszunahme aufweisen, durch Verstärkerentzug zur weiteren Gewichtszunahme zu motivieren. Wichtig ist hierbei, dass die Patientinnen schon zu Beginn der Therapie darüber aufgeklärt werden, dass der Gewichtsvertrag eine mögliche Form der Intervention darstellt mit dem Ziel, sie bei der angstbesetzten Gewichtszunahme zu unterstützen. Darüber hinaus ist es sinnvoll, die Patientin zunächst anhand der gemeinsamen Erstellung der Mahlzeitenpläne, der Mahlzeitenplanung und der Besprechung der Tagebücher bei der Gewichtszunahme zu unterstützen, da der Einsatz eines Gewichtsvertrags vor diesen Interventionen für die Patientin mit einem Kontrollverlust einhergehen könnte. Sollten die eingesetzten Maßnahmen nicht zur vereinbarten Gewichtszunahme führen, kann dann eben durch Abwägung der Vor- und Nachteile eines solchen Vertrages mit der Patientin der Einsatz des Gewichtsvertrags vereinbart werden.

  Der Gewichtsvertrag sollte die wöchentlich notwendige Gewichtszunahme und entsprechende Konsequenzen bei Nichteinhaltung beinhalten. Berücksichtigt werden sollte darüber hinaus, dass die Wahl der Konsequenzen nur in Absprache mit der Patientin erfolgen sollte und der negative Stimulus dem unerwünschten Verhalten (Gewichtsabnahme oder keine ausreichende Zunahme) kontingent folgt. Im stationären Setting sind diese Vorgaben leichter umzusetzen. Im ambulanten Setting muss der individuelle Kontext der Patientin berücksichtigt werden. So kann beispielsweise die Konsequenz des Verzichts auf Fernsehen bei einer Patientin, die jeden Tag Fernsehserien schaut, Sinn machen, bei einer Patientin die nur einmal die Woche eine Sendung schaut, hingegen nicht. Der Verbleib des Handys in der Praxis hingegen stellt für die meisten Patientinnen mit BN eine kontingente negative Situation dar. Sinnvoll ist es, mit der Patientin eine entsprechende Abstufung der Konsequenzen zu vereinbaren, die dazu führen soll, dass die wiederholte Nichteinhaltung des Vertrags mit zunehmend stärkeren Konsequenzen verbunden ist. Mit der Zielerreichung (d.h., die

Patientin nimmt ausreichend zu und erreicht das wöchentlich festgelegte Sollgewicht) soll durch den unmittelbaren Wegfall der Konsequenzen die Motivation zur weiteren Gewichtszuname gesteigert werden. Genutzt wird hier das Prinzip der negativen Verstärkung.
Für die Akzeptanz des Gewichtsvertrags ist es unerlässlich, dass der Therapeut die Patientin in Phasen der Nichteinhaltung des Vertrags Verhaltensalternativen aufzeigt, die zur Zielerreichung führen und dabei keine vorwurfsvolle Haltung einnimmt, da der Vertrag ansonsten von den Patientinnen als reines Bestrafungselement wahrgenommen wird. Hat die Patientin ihr Zielgewicht erreicht, kann ein entsprechender Gewichtshaltevertrag festgelegt werden.

4.3 Interventionen der Körperbildtherapie

4.3.1 Figurkonfrontation

Ziel der expositionsorientierten Körperbildtherapie ist es, dass Patientinnen lernen, sich durch den Abbau körperbezogenen Vermeidungsverhaltens an den Anblick des eigenen Körpers zu gewöhnen und damit eine entspanntere Haltung gegenüber ihrem Körper einnehmen können. Gleichzeitig soll die für BN Patientinnen typische ausschließliche Bewertung des eigenen Körpers nach der Schlankheitsdimension reduziert und eine ganzheitliche (zugunsten einer selektiven) Körperwahrnehmung gefördert werden. Dadurch sollte eine Neubewertung des eigenen Körpers und einzelner Körperpartien erfolgen.

Körperbildexposition

Körperbildexposition. Im Rahmen der Körperbildexposition werden Patientinnen instruiert, sich wiederholt und über eine ausgedehnte Zeit (in der Regel 60 Minuten) in einem dreiflügeligen Spiegel unter therapeutischer Anleitung zu betrachten (Tuschen-Caffier & Florin, 2012). Die Körperbildexposition kann entweder in graduierter Form oder in Form von Reizüberflutung *(flooding)* dargeboten werden. Bei graduiertem Vorgehen betrachten sich die Patientinnen zunächst in enganliegender Kleidung, später in Bikini/Unterwäsche; beim *flooding* erfolgt eine Betrachtung des Körpers in Bikini/Unterwäsche gleich in der ersten Körperexpositionssitzung. Welches Vorgehen gewählt wird hängt vom Ausmaß der negativen Gefühle der Patientin ab und sollte mit der Patientin vorab besprochen werden, da ein Abbruch der Exposition aufgrund der damit einhergehenden Versagensgefühle vermieden werden sollte.

Sechs konsekutive Sitzungen

In der Regel werden bis zu sechs konsekutive Sitzungen à ca. 60 Minuten durchgeführt. Um ausreichend Zeit für die Nachbesprechung zu haben, empfiehlt es sich, für die Expositionssitzungen Doppelstunden einzuplanen. Während der Spiegelexposition lenkt der Therapeut durch gezielte Fragen die Aufmerksamkeit der Patientin auf alle Körperbereiche und fordert sie auf, die einzelnen Körperteile so genau und so detailliert wie möglich zu beschreiben. Während der Beschreibung durch die Patientin fragt der Therapeut zur Verlaufskontrolle nach dem jeweiligen Angst- und Anspannungsgrad (0 = gar keine Angst, 10 = sehr starke Angst), da die Konfrontation erst bei abgeschwächter Angst/Anspannung beendet werden sollte.

Neueren Ergebnissen aus der Expositionsforschung zufolge ist es sinnvoll, die Expositionssitzungen möglichst variabel (d.h. an unterschiedlichen Tagen, zu unterschiedlichen Zeiten, in unterschiedlichen Wäschesets) zu gestalten, um den gewünschten Lernerfolg zu optimieren. Darüber hinaus empfiehlt es sich, die Exposition bei unterschiedlichem Sättigungsgrad der Patientin (z.B. vor und nach einer Kuchenexposition) durchzuführen, um entsprechende Gedanken und Gefühle, die aus dem Sättigungsgrad resultieren, verändern zu können. Bei der Durchführung gilt zu beachten, dass die Beschreibung der einzelnen Körperteile nicht rein deskriptiv ist (z.B. „Meine Schultern sind rund und nach hinten gestreckt"), sondern dass entsprechende Gefühle und Gedanken sowie körperliche Reaktionen, die damit verbunden sind, zum Ausdruck gebracht werden (z.B. „Ich finde meine Oberschenkel ekelig und das belastet mich"). Dies wird durch gezielte Fragen ermöglicht, z.B.:

> Was genau mögen Sie an Ihren Oberschenkeln nicht? [...] Sehen Ihre Oberschenkel von jeder Perspektive gleich aus? Was verändert sich durch den Perspektivenwechsel? [...] Und wenn Sie die Augen schließen und Ihre Oberschenkel ertasten, fühlt es sich dann so an, wie wenn Sie ihre Oberschenkel anschauen?

Ein entsprechender Leitfaden zur Durchführung der Figurkonfrontation mit möglichen Fragen und Vorgaben des Therapeuten findet sich im Anhang (siehe „Vorgehen bei der Figurkonfrontation" auf S. 98 bis 100; siehe auch Tuschen-Caffier & Hilbert, 2016).

Eine weitere Form der Figurkonfrontation stellt die Konfrontation mittels vorab angefertigten Videoaufzeichnungen dar. Durch das Heranzoomen bestimmter Körperteile bietet sich hier die Möglichkeit, bestimmte Körperteile stärker zu fokussieren. Darüber hinaus kann es für die Patientin leichter sein, ihren eigenen Körper „aus der Distanz" zu betrachten, was gerade für Patientinnen mit ausgeprägter Gewichtsphobie von Vorteil sein könnte. Zu bedenken ist, dass hierbei die Möglichkeit der Vermeidung stärker ist. In der klinischen Praxis hat sich der Einsatz beider Interventionen bewährt, indem zunächst mit einer Videoexpositionssitzung begonnen wird, die dann von sukzessiven Expositionen anhand eines Spiegels abgelöst wird.

Videoexpositionssitzung

Hinsichtlich der Wirksamkeit der therapeutisch geleiteten Figurkonfrontation konnte eine Reihe von Studien zeigen, dass sich dadurch körperbezogene Ängste effektiv reduzieren lassen. Damit ist diese Methode gerade für Patientinnen mit BN indiziert, die auf ihr eigenes Körperbild mit erhöhten Stresssymptomen vergleichbar mit einem phobischen Stimulus reagieren und es bereits im Verlauf der ersten vier Expositionssitzungen zu einer Reduktion dieser Symptome kommt.

Körperbezogene Ängste effektiv reduzieren

4.3.2 Kognitive Interventionen der Körperbildtherapie

Eine Ergänzung zur Expositionstherapie stellen Verfahren dar, die eine Normalisierung des Körperbildes v.a. durch kognitive Interventionen erzielen (z.B. Fairburn, 2008). Dabei werden typische Denkfehler wie Übergeneralisierungen („Früher war ich dick und unglücklich, mit der Gewichtszunahme werde ich demnach wieder unglücklich werden"), selektive Abstraktion („Ich werde nur dann geliebt, wenn ich schlank bin"), abergläubisches Denken („Wenn ich diese Nudeln esse, wiege ich morgen zwei Kilo mehr"), Personalisierung („Heute wurde ich beim Herkommen in die Praxis schief angeguckt. Wahrscheinlich dachte sie, dass ich hässlich bin"), Katastrophisierung („Wenn ich jetzt noch ein Gramm zunehme, dann sehe ich absolut widerwärtig aus"), emotionale Beweisführung („Ich fühle mich hässlich, also bin ich es auch") und andere kognitive Verzerrungen herausgearbeitet und systematisch nach deren Realitätsgehalt überprüft, z.B. unter Anwendung der Spaltentechnik.

Kognitive Interventionen

Typische Denkfehler

4.4 Therapie dysfunktionaler Stressreaktionen

Neben der (kognitiven) Nahrungsrestriktion stellen Stressoren und damit verbundene negative Emotionen zentrale aufrechterhaltende Faktoren bulimischen Essverhaltens dar. Ist die Reaktion auf die entsprechenden Stressoren Folge eines Fertigkeitsdefizits, sollten Interventionen zum Aufbau der entsprechenden Fertigkeiten eingesetzt werden (z.B. soziales Kompetenztraining, Kommunikations- und Problemlösetraining, Entspannungstraining, Fertigkeitstraining). Zusätzlich kann es bei emotionalen Überreaktionen (z.B. ausgeprägte Ängste in Leistungssituationen) oder der mangelnden Toleranz gegenüber unangenehmen Gefühlen (z.B. Langeweile) sinnvoll sein, Patientinnen zeitgleich mit entsprechenden Belastungssituationen und Nahrungsmitteln, die sie im Rahmen eines Essanfalls üblicherweise konsumieren, zu konfrontieren, ohne dass diese jedoch konsumiert werden. Dabei werden sie nach Herstellung der entsprechenden Belastungssituation (z.B. durch eine negative Stimmungsinduktion, der Durchführung einer Leistungssaufgabe etc.) angeleitet, an den Nahrungsmitteln so lange zu riechen und zu schmecken, bis der entsprechende Heißhunger bei einer Skala von 1 bis 100 auf unter 30 abfällt.

Stressoren und damit verbundene negative Emotionen

Beispieldialog: Nahrungsmittelkonfrontation

Th.: Wir haben in den letzten Wochen anhand Ihrer Essprotokolle feststellen können, dass Sie deutliche Fortschritte hinsichtlich der Regelmäßigkeit und Menge Ihrer Mahlzeiten gemacht haben. Dabei konnten Sie die Häufigkeit Ihrer Essanfälle deutlich reduzieren. Ich würde mir heute gerne mit Ihnen nochmal jene Tage genauer anschauen, an denen Sie dennoch Essanfälle hatten. Was fällt Ihnen bei der Durchsicht der Protokolle auf?

Pat.: Da war immer was los. Hier z. B. habe ich mich über meinen Chef geärgert und an dem anderen Tag da war ich enttäuscht, weil mich meine Freundin versetzt hat. Und da habe ich im Protokoll vermerkt, dass ich mich tierisch gelangweilt habe. Ich kann mich noch gut daran erinnern, das war ein Sonntag und es gab da einen Leerlauf nach dem anderen ..., ja und dann hab ich mich nicht mehr im Griff gehabt.

Th.: Genau, auffallend ist, dass es ganz häufig belastende Gefühle sind, die dann dazu führen, dass Sie die Kontrolle über Ihr Essverhalten verlieren.

Pat.: Ja, das ist dann, als ob ich essen muss, auch wenn ich an dem Tag ganz regelmäßig und ausreichend gegessen hab. Mich überkommt dann einfach eine Gier, und wenn ich einmal angefangen habe, dann kann ich auch nicht mehr aufhören.

Th.: Das hört sich ein wenig ähnlich an, wie das oftmals bei anderen Süchten ist. Personen, die beispielsweise unter einer Alkoholsucht leiden, beschreiben oftmals, dass in bestimmten Situationen bereits der Anblick und der Geruch von Alkohol oder schon der Gedanke an Alkohol zu einem starken Drang führt, Alkohol zu konsumieren. Und dadurch, dass der Anblick und der Geruch von bzw. der Gedanke an Alkohol fast immer zum Alkoholkonsum führt, lernt der Körper gewissermaßen, dass z. B. der Geruch von Alkohol auch zum Alkoholkonsum führen wird. Bei Ihnen scheint das ähnlich zu sein: Ihr Körper scheint gelernt zu haben, dass auf bestimmte Stimmungen wie z. B. Langeweile, Enttäuschung oder Wut ein Essanfall folgt. Was muss Ihr Körper denn aus Ihrer Sicht lernen, damit er auf diese Stimmungen nicht mehr mit Heißhunger reagiert?

Pat.: Na ja, ich sollte einfach versuchen, nicht mehr traurig, enttäuscht oder verärgert zu sein.

Th.: Sie meinen also, dass Sie Situationen, in denen das passieren könnte, aus dem Weg gehen sollten ... ist das denn immer machbar?

Pat.: Nicht wirklich ...

Th.: Genau, das könnte schwierig sein, weil wir ja nicht immer vorhersehen können, wann uns etwas Unangenehmes passiert. Wenn wir uns nochmal eine Person mit einem Alkoholproblem vorstellen ...

Wie wäre es denn, wenn der Körper einer solchen Person lernen würde, dass er beim Anblick oder dem Geruch von Alkohol einfach keinen Alkohol mehr kriegt? Was würde dann irgendwann mit dem Trinkdrang passieren?

Pat.: Der würde wahrscheinlich weniger werden.

Th.: Genau so ist es. Was müsste denn dann Ihr Körper lernen, damit er auf unangenehme Stimmungen nicht mehr mit Heißhunger reagiert?

Pat.: Ja ich dürfte halt wenn ich traurig bin nicht mehr essen, aber das versuche ich ja schon die ganze Zeit, aber es klappt nicht.

Th.: Sie haben recht, genau das müsste er lernen und wenn man das oftmals versucht, dann gelingt das nicht. Es gibt aber eine Technik, durch die Sie das lernen können und genau das würde ich mit Ihnen in unserer nächsten Stunde gerne versuchen. Hierfür sollten Sie in großen Mengen genau jene Nahrungsmittel mitbringen, die Sie bei solchen negativen Stimmungen bei einem Essanfall verzehren. Damit Ihr Körper lernt, dass er auf solche Gefühle kein Essen mehr kriegt, schlage ich vor, dass wir in den darauf folgenden Stunden eine solche Stimmung hervorrufen, und Sie werden sich dann mit dem Anblick, dem Geruch und dem Geschmack dieser Nahrungsmittel unter meiner Anleitung auseinandersetzen, aber Sie werden davon nichts essen. D.h. im Unterschied zu ähnlichen Situationen zu Hause werden wir diese Übung so lange machen, bis der Heißhunger von alleine vergeht. Haben Sie Fragen hierzu?

Nahrungskonfrontation mit Reaktionsverhinderung

Es ist wichtig, dass die Patientin hinsichtlich des Rationals Zweifel äußern darf und dass diese offen besprochen werden. Die Nahrungskonfrontation mit Reaktionsverhinderung sollte erst dann durchgeführt werden, wenn die Patientin das Rational verinnerlicht hat und mittragen kann. Dies sollte in der darauffolgenden Stunde zunächst überprüft werden. Dabei hat sich bewährt, dass die Patientin nochmal mit ihren eigenen Worten das Rational erklärt. Ebenfalls ist es bei Patientinnen mit BN wichtig, dass diese Übung nicht durchgeführt wird, solange sich die Patientin noch restriktiv ernährt bzw. Nahrungsmittel, die sie während eines Essanfalls konsumiert, im alltäglichen Speiseplan vermeidet, da dies möglicherweise zu einer verstärkten kognitiven Kontrolle in Bezug auf verbotene Nahrungsmittel führen könnte. Gleichermaßen sollte in der darauffolgenden Sitzung besprochen werden, welche Nahrungsmittel und in welchem Umfang sie für die geplante Nahrungskonfrontation mitbringen soll. Um einen Essanfall mit den gekauften Nahrungsmitteln im heimischen Umfeld zu vermeiden, sollte darüber hinaus auch besprochen werden, wann entsprechende Nahrungsmittel gekauft und wo diese gegebenenfalls gelagert werden sollten. Zur Vorbereitung auf die Konfrontationssitzung sollten darüber hinaus Auslöser (im Beispiel der Patientin negative Stimmungen) im Detail besprochen werden und die Stimmungsinduktion anhand von beispielsweise einer geleiteten Gedankenreise vorbereitet werden. Entsprechend sind für die Vorbereitung der Nahrungskonfrontation (Erklärung des Rationals, Überprüfung hinsichtlich dessen Verinnerlichung und Identifikation der Essanfalltrigger) zwei Sitzungen einzuplanen.

Wiederholte Durchführung der Konfrontationssitzungen

Methode des flooding

Verlauf des Heißhungers

Die darauffolgenden Sitzungen können dann für die wiederholte Durchführung der Konfrontationen mit Nahrungsmitteln genutzt werden. Innerhalb jeder Konfrontationssitzung wird entsprechend dem Ansatz von Jansen (2010) die Methode des *flooding* eingesetzt: Die Patientin wird mit mehreren Nahrungsmitteln konfrontiert. Sie wird systematisch angeleitet, die Nahrungsmittel genau zu *beschreiben*, daran zu *riechen*, ein klein wenig abzubeißen und zu *schmecken*. Anhand einer visuellen Analogskala exploriert der Therapeut kontinuierlich den Verlauf des Heißhungers (z.B. 0 = gar kein Heißhunger, 100 = extremes Essbedürfnis). Der Therapeut trägt die entsprechenden Werte in ein Koordinatensystem ein (x-Achse: welches Nahrungsmittel, welche Sinnesmodalität, welcher Messzeitpunkt; y-Achse: Ausmaß des Heißhungers; s. Abb. 7).

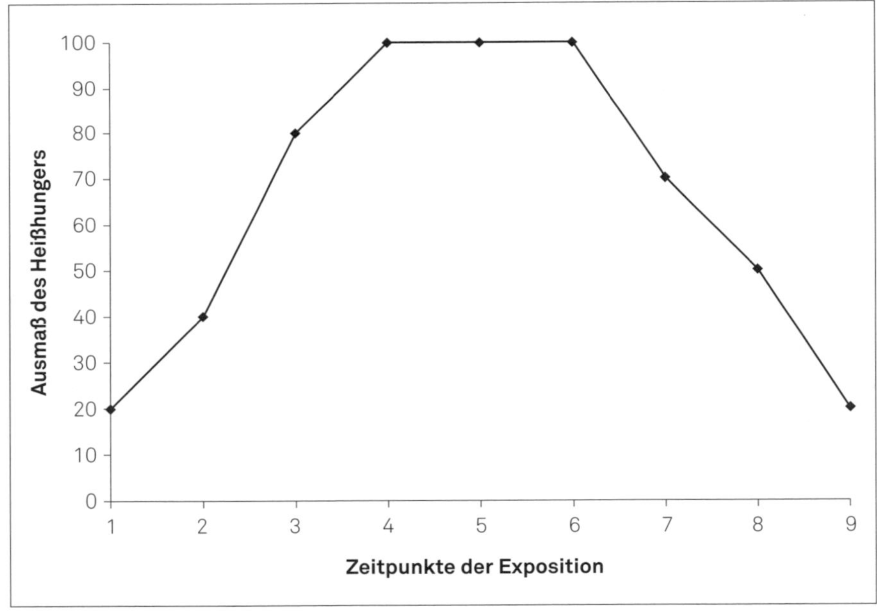

Abbildung 7: Verlauf des Heißhungers im Rahmen einer Nahrungskonfrontation mit Reaktionsverhinderung

Die Dauer der Exposition richtet sich nach dem Verlauf des Heißhungers. Ziel ist es, eine deutliche Reduktion des Heißhungers (d.h. unter dem Wert 30 auf einer visuellen Analogskala von 0 bis 100) zu erreichen. Während die erste Exposition unter dauerhafter Anwesenheit des Therapeuten stattfinden sollte, lernt die Patientin mit fortschreitender Therapie, die Exposition auch in Abwesenheit des Therapeuten durchzuführen, z. B.:

- „Würde es Ihren Heißhunger steigern, wenn ich jetzt den Therapieraum verlasse?"
- „Wenn ich jetzt fünf Minuten vor die Tür gehe, wie hoch ist dann die Wahrscheinlichkeit, dass Sie einiges von dem hier essen?" [Sollte die Patientin eine sehr hohe Wahrscheinlichkeit angeben, sollte der Therapeut den Zeitraum der Abwesenheit zunächst kürzer halten, da es wichtig ist, dass die Patientin die Konfrontation mit Erfolg abschließt].

Jede Exposition sollte im Anschluss hinsichtlich der Erfahrungen, der Schwierigkeiten und des Erfolgs nachbesprochen werden. Nach drei bis vier Sitzungen führt die Patientin die Expositionen im heimischen Umfeld durch, wobei auch diese Sitzungen nachbesprochen werden sollten. Eine genaue Absprache hinsichtlich der Häufigkeit, des Orts (zu Hause, im Auto etc.), der Trigger (z. B. Stimmungsinduktion) sowie der Nahrungsmittel, die im Rahmen der Exposition besorgt werden, ist dabei sehr wichtig. Genau besprochen sollte darüber hinaus werden, wie die Patientin die Nahrungsmittel nach der Beendigung der Expositionssitzung entsorgt (z. B. kann es sein, dass eine Entsorgung zu Hause die Gefahr für einen späteren Heißhunger mit sich bringt). Dabei gilt, je häufiger die Exposition durchgeführt wird, desto besser sind die Erfolge, die dabei erzielt werden.

„Anti-Essanfall"-Vertrag

Um eine intermittierende Verstärkung der Essanfälle durch Rückfälle zu vermeiden, ist es sinnvoll, mit der Patientin für die Dauer der Expositionstermine einen „Anti-Essanfall"-Vertrag abzuschließen. In diesem Vertrag sollten darüber hinaus jene Nahrungsmittel notiert werden, die – bei einer Nicht-Abwendbarkeit eines Essanfalls – konsumiert werden sollen. Dies sollten dann nicht jene Nahrungsmittel sein, die während der Expositionsübungen verwendet werden.

4.5 Selbstmanagement und Vorbereitung auf Rückfälle

Während es sich zu Behandlungsbeginn empfiehlt, hochfrequente Sitzungen durchzuführen, sollten die therapeutischen Sitzungen gegen Ende der Therapie in zunehmend größerem zeitlichem Abstand erfolgen. Dies ermöglicht den Patientinnen, die gelernten Strategien in problematischen Situationen in Eigenverantwortung einzusetzen. Eine Bilanzierung der erreichten und noch zu verfolgenden Ziele ermöglicht es der Patientin zudem, die Effektivität ihres Bewältigungsverhaltens in problematischen Situationen zu reflektieren und sich der neu erworbenen Strategien bewusst zu werden. Dies wiederum erhöht die Selbstwirksamkeitsüberzeugung, was im Hinblick auf die Reduktion des Rückfallrisikos bedeutsam ist. Wichtig ist es darüber hinaus, Patientinnen auf mögliche Rückfälle vorzubereiten und diese zu entpathologisieren, um ein völliges Zurückfallen in das alte Problemverhalten zu vermeiden.

Rückfälle vorbereiten und entpathologisieren

Eine gute Vorbereitung auf Rückfälle schließt mit ein, dass frühzeitig Übungssituationen im Rahmen der Therapie hergestellt werden, damit die Patientin gelernte Bewältigungsstrategien einsetzen und erproben kann. Durch die regelmäßige Analyse von Essanfällen und unangemessenem Kompensationsverhalten im Rahmen des Ernährungs- und Essanfalltagebuches können Übungssituationen durch die absichtliche Konfrontation mit relevanten Auslösern (z. B. Brunch, negative Emotionen etc.) hergestellt werden. Eine Erprobung des Gelernten außerhalb des „therapeutischen Schonraums" wird die Selbstwirksamkeit der Patientin erhöhen und bietet zudem die Möglichkeit, Schwierigkeiten in der Umsetzung der gelernten Strategien rechtzeitig zu erkennen. Mündet eine vorbereitete absichtliche Konfrontation in einen Essanfall, ist es zudem wichtig, dass der Patientin im Sinne einer Entpathologisierung vermittelt wird, dass die bisher gewonnenen Erkenntnisse und Fertigkeiten durch den Rückfall nicht „gelöscht" sind, sondern eben die Möglichkeit einer Optimierung des bisher Gelernten bieten. Dies bedeutet jedoch nicht, dass im Falle eines Rückfalls keine gezielte Rückfalldiagnostik (z. B. anhand eines SORKC-Schemas oder des Essanfalltagebuches) vorgenommen werden sollte, was gerade für eine künftige Vorwegnahme von Rückfällen von Bedeutung ist.

Selbstwirksamkeit der Patientin erhöhen

Risikokalender

Gerade für die erste Zeit nach Therapieende kann es sinnvoll sein, mit der Patientin anhand eines Risikokalenders prospektiv kritische Situationen (z. B. anstehende Prüfungsphase, Geburtstagsbrunch, Familienfest, stressige Tage im universitären Alltag mit geringer Zeit für Mahlzeiteneinnahme) für die erste Zeit nach der Therapie (z. B. die ersten drei Monate) zu identifizieren. In einem weiteren Schritt kann dann für jede einzelne Situation ein Rückfallszenario entworfen werden (z. B. „Mittwochs werde ich es nicht in die Mensa schaffen. Wenn ich nichts zu essen dabei haben werde, wird es am Abend zu einem Essanfall kommen") und Strategien zur Vermeidung eines Rückfalls konkret für die entsprechende Situation gemeinsam erarbeitet und notiert werden.

Rückfallszenario

Audioaufnahmen

Eine weitere Möglichkeit zur Rückfallprävention stellt auch die Herstellung von Bewältigungsaudioaufnahmen bzgl. prospektiv kritischer Situationen dar. Dabei stellt sich die Patientin möglichst konkret eine (oder mehrere) künftige Risikosituationen vor und entwirft gemeinsam mit dem Therapeuten ein Skript zur Bewältigung dieser Situationen. Je nach Bedarf kann sie sich die Bänder vor den jeweiligen Risikosituationen anhören, was die Selbstwirksamkeit erhöhen wird.

4.6 Idealtypischer Ablauf einer Therapie

Der idealtypische Ablauf einer kognitiven Therapie der BN (s. Abb. 8) umfasst neben einer fundierten Diagnostik der Essstörung und der damit assoziierten komorbiden Psychopathologie eine kognitive Vorbereitung, innerhalb derer die Behandlungsmotivation der Patientin mittels Techniken der motivierenden Gesprächsführung hergestellt wird. Relevante Behandlungsmodule beinhalten das Ernährungsmanagement, die Körperbildtherapie sowie Vermittlung von Fertigkeiten zum Umgang mit Stressoren und den damit assoziierten Gefühlen. Gegen Ende der Therapie werden die Patientinnen dahingehend unterstützt, problematische Situationen in Eigenregie zu bewältigen und auf mögliche Rückfälle vorbereitet zu sein. Voraussetzung für alle Behandlungsschritte ist eine gute therapeutische Beziehung.

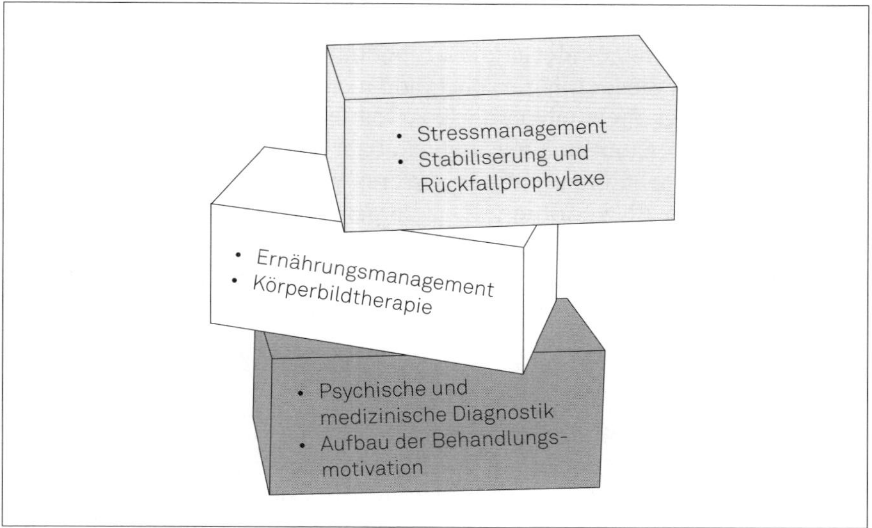

Abbildung 8: Idealtypischer Ablauf einer kognitiv-behavioralen Therapie der BN

4.7 Andere Interventionen

4.7.1 Interpersonelle Therapie

Interpersonelle Therapie (IPT)

Die Interpersonelle Therapie (IPT) wurde ursprünglich für die Depressionsbehandlung entwickelt (Klerman, Weisman, Rounsaville & Chevron, 1984) und geht von der Annahme aus, dass Ess-Brechanfälle Folge interpersoneller Konflikte sind. Dementsprechend wird in der IPT zu Behandlungsbeginn eine detaillierte Analyse des interpersonellen Kontexts der Patientin vorgenommen, innerhalb dessen – so die Annahme – sich die Esspathologie entwi-

Rollenkonflikte, Rollenwechsel

ckelt hat und aufrechterhalten wird. Darauf aufbauend werden vier zentrale interpersonelle Problembereiche bearbeitet: interpersonelle Rollenkonflikte, Rollenwechsel und -übergänge, unverarbeitete Trauer und zwischenmenschliche Defizite. Die direkte Veränderung des Essverhaltens (z. B. durch den Einsatz von Essprotokollen) oder die Veränderung der Einstellung gegenüber Figur und Gewicht ist nicht vorgesehen.

4.7.2 Psychodynamische/tiefenpsychologische Therapie, Psychoanalyse

Verbesserung der Toleranz für unangenehme Gefühle

Förderung der Einsicht in die Funktionalität der Symptome

Ein zentraler Fokus psychodynamischer Therapien zur Behandlung der BN ist eine Verbesserung der Toleranz für unangenehme Gefühle und die Förderung der Einsicht in die Funktionalität der Symptome. Angenommen wird, dass bulimische Symptome in einem Bedürfnis, innere Zustände und Bedürfnisse abzuwehren, begründet sind. Darüber hinaus wird angenommen, dass Patientinnen sich dieser inneren Zustände nicht bewusst sind und entsprechende Schwierigkeiten haben, diese zu regulieren. Dementsprechend fokussiert die Behandlung auf die Fähigkeit, über das innere Erleben zu reflektieren, dieses zu tolerieren und ein besseres Verständnis über unbewusste Mechanismen der BN zu fördern. Das Vorgehen ist dabei non-direktiv, die bulimischen Symptome werden nicht in jeder therapeutischen Sitzung thematisiert, allerdings versucht der Therapeut, mögliche Verbindungen zwischen Essverhalten und emotionalen Zuständen für die Patientin sichtbar zu machen (Poulsen et al., 2014).

4.7.3 Selbsthilfeprogramme

Selbsthilfeprogramme für Patientinnen mit BN existieren in unterschiedlichen Formaten, die sich von reinen Selbsthilfeprogrammen, die gänzlich ohne Therapeutenkontakt durchgeführt werden, über Programme mit minimalem Therapeutenkontakt bis hin zu therapeutisch-geleiteten Selbsthilfemanualen (über Internet oder Face-to-face) erstrecken. Selbsthilfeprogramme, die im Bereich der BN bislang empirisch untersucht wurden, basieren hauptsächlich auf kognitiv-behavioralen Manualen.

Selbsthilfeprogramm

Entsprechende Manuale (z. B. Fairburn, 2004) sind in der Regel untergliedert in einen ersten Abschnitt, in dem Betroffene hinsichtlich des Erscheinungsbildes (z. B. Merkmale, Auslöser und Folgen von Essanfällen und kompensatorischen Maßnahmen), der Ätiologie und Aufrechterhaltung der BN informiert werden. Daraus werden im Anschluss Schlussfolgerungen für die Behandlung abgeleitet, unterschiedliche Behandlungsmöglichkeiten vorgestellt (z. B. Behandlung mit Antidepressiva, kognitive Verhaltenstherapie) und das kognitiv-verhaltenstherapeutische Selbsthilfeprogramm als ein mögliches erstes stufenweises Vorgehen eingeführt. Im zweiten Abschnitt werden Betroffene anhand eines Manuals mit den in der KVT verwendeten Arbeitsblättern (z. B. Ernährungstagebuch, sich Alternativen im Umgang mit Essdruck erarbeiten) angeleitet, die wichtigsten kognitiv-verhaltenstherapeutischen Elemente einer BN-Behandlung umzusetzen (z. B. regelmäßige Mahlzeiteneinnahme, Einsatz alternativer Strategien zum Umgang mit Essdruck, Aufbau von Problemlösefähigkeiten, Umgang mit nahrungs- und körperbezogenem Vermeidungsverhalten, Umgang mit Rückfällen).

4.8 Effektivität und Prognose

Für die Indikation, Planung und Durchführung einer Psychotherapie der BN können Therapeuten auf evidenzbasierte Empfehlungen zurückgreifen. Aus der Zusammenarbeit von Experten auf dem Gebiet der Essstörungen aus unterschiedlichen Fachgesellschaften wurde 2010 die S3-Leitlinie zur Diagnostik und Behandlung von Essstörungen von der AWMF (Arbeitsgemeinschaft der Wissenschaftlichen Medizinischen Fachgesellschaften) veröffentlicht (2010 erstmals und 2018 aktualisiert). Sie ist die höchste Form der möglichen Leitlinien und ist elektronisch verfügbar (http://www.awmf.org/leitlinien/detail/ll/051-026.html; AWMF Register Nr. 051-026).

Behandlungsempfehlungen

Der Evidenzgrad beeinflusst, wie stark und verbindlich Behandlungsstrategien und Behandlungsempfehlungen formuliert werden. Eine A-Empfehlung ist eine „Soll"-Empfehlung, der in der klinischen Versorgung aufgrund der sehr hohen empirischen Evidenz Folge geleistet werden sollte. Eine B-Empfehlung ist eine „Sollte"-Empfehlung. Diese Empfehlung basiert auf einer geringeren Evidenzbasierung, weswegen sie auch weniger verbindlich ist. Noch weniger verbindlich ist eine „Kann"-Empfehlung (Empfehlungsgrad „0"), da hierfür aufgrund der fehlenden empirischen Evidenz lediglich Expertenmeinungen oder Extrapolationen von Studienbefunden mit Evidenzgraden IIa, IIb oder III zu einer ähnlichen Thematik vorliegen. Eine „KKP"-Empfehlung (Klinischer Konsensuspunkt; eng. Good Clinical Practice Point) ist eine Expertenempfehlung der Leitliniengruppe, die auf Erfahrungswissen in der Behandlung von Patientinnen mit Essstörung fußt.

Abschließend ist anzumerken, dass ein bestimmter Evidenzgrad nicht nach einem festen Algorithmus zu einer bestimmten Behandlungsempfehlung führt, da jenseits der Evidenzbasierung auch andere Faktoren Berücksichtigung finden müssen, z. B. die Umsetzbarkeit eines Verfahrens innerhalb des deutschen Versorgungssystems. Demnach kann die Expertengruppe trotz eines hohen Evidenzgrades eine weniger starke Behandlungsempfehlung aussprechen.

Forschungsstand für die BN am besten

Innerhalb der Essstörungen ist der Forschungsstand für die BN am besten. Dementsprechend lassen sich hierfür klare Behandlungsempfehlungen mit hohen Evidenzgraden formulieren. Psychotherapie soll dabei die Methode der Wahl bei der Behandlung der BN darstellen (Evidenzgrad A). Bezugnehmend auf die S3-Behandlungsleitline und basierend auf dem aktuellen Forschungsstand werden im Folgenden die Effektivität der KVT sowie die Effektivität anderer Methoden vorgestellt.

4.8.1 Kognitive Verhaltenstherapie

Die meisten randomisiert kontrollierten Studien (RCTs) wurden auf der Grundlage der KVT durchgeführt. In einer Studie von Agras, Walsh, Fairburn, Wilson und Kraemer (2000) zeigte sich eine vollständige Genesung (Intent-to-Treat-Analysen) nach 19 Sitzungen KVT bei 29 % der Patientinnen verglichen mit 6 % bei Patientinnen, die mittels Interpersoneller Therapie (IPT) behandelt wurden. Vollständige Genesung war dabei definiert als Absenz von Essanfällen und kompensatorischen Maßnahmen über die vorangegangenen 4 Wochen. Darüber hinaus waren 48 % der Patientinnen im KVT-Arm verglichen mit 28 % im IPT-Arm remittiert (definiert als weniger als zwei Essanfälle und zweimaligem Einsatz kompensatorischer Maßnahmen pro Woche). Allerdings zeigten sich hinsichtlich der vollständigen Genesung und Remission vier, acht und 12 Monate nach Behandlungsende in Abhängigkeit des Behandlungsarms keine Unterschiede. Dabei waren 66 % der Patientinnen im KVT-Arm und 57 % der Patientinnen im IPT-Arm vollständig genesen sowie 86 % der Patientinnen im KVT-Arm und 51 % der Patientinnen im IPT-Arm remittiert (Completer-Analysen). Zusammenfassend war in dieser Studie die Symptomreduktion und Genesung mittels KVT signifikant schneller als eine Behandlung mittels IPT.

Genesung mittels KVT signifikant schneller

Eine aktuelle Metaanalyse (Svaldi et al., under review) liefert ähnliche Ergebnisse was die Wirksamkeit der KVT betrifft. Im Post-Kontrollgruppenvergleich zeigten sich hinsichtlich der Abstinenz von Essanfällen und kompensatorischem Verhalten moderate bis große Effekte im Vergleich zur Kontrollgruppe. Ebenso ergaben sich im Vergleich zu unbehandelten Kontrollgruppen große bis sehr große Effekte in Bezug auf die Reduktion von Ess-Brechverhalten und der allgemeinen Esspathologie. Dies entspricht dem höchsten Evidenzgrad (Ia) im Sinne der AWMF Leitlinie. Im Prä-Post Vergleich lag die Abstinenzrate auf der Basis von 22 Studien für Essanfälle bei 51 %, für Erbrechen bei 45 %. Zusammenfassend liegen für die KVT die meisten Wirksamkeitsnachweise vor, weswegen dieses Psychotherapieverfahren als Therapie der ersten Wahl angeboten werden sollte.

4.8.2 Interpersonelle Therapie

Für die IPT liegen keine RCTs mit unbehandelten Kontrollgruppen vor, allerdings gibt es zwei RCTs, in denen sie mit der KVT verglichen wurde (Agras et al., 2000; Fairburn et al., 1991). Hierbei lieferte sie mit der KVT vergleichbare Effekte, wenngleich sie weniger schnell zu vergleichbaren Erfolgen führt (Agras et al., 2000). In der Metaanalyse von Svaldi et al. (under review) erwies sich die metaanalytische Interpretation zur Wirksamkeit der IPT als schwierig, da sich hinsichtlich der Abstinenz von Ess-Brechverhalten in den Prä-Post-Vergleichen lediglich kleine Veränderungen von 6 bzw. 16 % (Agras et al., 2000; Mitchell et al., 2002) ergaben, wohingegen nur eine Studie (Fairburn et al., 1991) eine hohe Essanfallabstinenzrate von 62 % berichtete. Eine metaanalytische Evaluation der IPT war zudem lediglich hinsichtlich der Reduktion in der allgemeinen Esspathologie möglich. Hier zeigten sich allerdings Reduktionen im großen Effektstärkenbereich. Ist keine KVT verfügbar, kann die IPT demnach als Alternative angeboten werden (Evidenzgrad Ib, Empfehlungsgrad B).

IPT als Alternative

4.8.3 Psychodynamische Therapie

Ergebnisse der psychodynamischen orientierten Studien

Aufgrund der geringen Studienanzahl mit dazu geringen Patientenzahlen sind die Ergebnisse zu psychodynamisch orientierten Interventionen bisher schwer zu interpretieren. Insgesamt zeigten sich in der Metaanalyse von Svaldi et al. (under review) niedrigere Prä-Post-Effektstärken für psychodynamisch-orientierte Psychotherapien im Vergleich zur KVT und IPT bei allen primären und sekundären Outcome-Variablen. Hervorzuheben ist, dass beide in die Metaanalyse eingegangenen Studien Vergleiche mit einer KVT beinhalteten. In einer dieser beiden RCTs (Poulsen et al., 2014), in der die psychoanalytische Psychotherapie (im Mittel 72 Sitzungen in 2 Jahren) mit der KVT (20 Sitzungen in 20 Wochen) verglichen wurde, zeigten sich dabei deutliche Unterschiede in den beiden Therapieverfahren. Nach fünf Monaten waren 42 % der Patientinnen im KVT-Arm vollständig abstinent hinsichtlich Essanfällen und Purging-Verhalten, während dies bei lediglich 6 % der Patientinnen im psychoanalytischen Arm der Fall war. Auch 2 Jahre nach Behandlungsbeginn waren 44 % der Patientinnen im KVT-Arm und lediglich 15 % im psychoanalytischen Arm hinsichtlich Essanfällen und Purging-Verhalten vollständig remittiert. Demgegenüber war die tiefenpsychologisch-fundierte Psychotherapie im direkten Vergleich mit KVT (Stefini et al., 2017) mit dieser in den zentralen Outcome-Maßen vergleichbar. Wenn demnach die Möglichkeit für eine Behandlung mittels KVT nicht besteht, kann eine tiefenpsychologisch fundierte oder eine psychoanalytische Psychotherapie angeboten werden.

4.8.4 Pharmakotherapie

Wirkstoff Fluoxetin

Eine Zulassung für die Durchführung einer pharmakologischen Behandlung gibt es in Deutschland ausschließlich für den Wirkstoff Fluoxetin, der der Substanzklasse der Selektiven Serotonin-Wiederaufnahmehemmern (SSRIs) zuzuordnen ist. In der Metaanalyse von Svaldi et al. (under review) ergab die Behandlung mittels SSRIs im Post-Kontrollgruppnvergleich nur kleine, z.T. nichtsignifikante Effekte hinsichtlich der Abstinenz von Ess-Brechverhalten sowie der Reduktion in den Essanfällen. Allerdings lag die Reduktion in der allgemeinen Esspathologie im großen Effektstärkenbereich. Im Prä-Post-Vergleich hingegen ergaben sich mit einer durchschnittlichen Reduktion der Essanfallfrequenz um 20 % und des Erbrechens um 17 % für die Behandlung mit Fluoxetin lediglich schwache Effekte. Da darüber hinaus die KVT der Behandlung mittels SSRIs eindeutig überlegen ist und auch eine Kombinationsbehandlung keine besseren Behandlungsergebnisse erzielt, sollte unter Berücksichtigung der S3-Leitlinie bei der Behandlung der BN in der Regel ausschließlich Psychotherapie eingesetzt werden. Wenn eine Pharmakotherapie angeboten wird, dann sollte Fluoxetin, allerdings ausschließlich in Kombination mit Psychotherapie, angeboten werden.

4.8.5 Selbsthilfeprogramme

Mehrheit an Studien, die Selbsthilfeprogramme untersucht haben, liegen KVT-basierte Manuale zugrunde

Der überwiegenden Mehrheit an Studien, die Selbsthilfeprogramme untersucht haben, liegen KVT-basierte, therapeutisch geleitete Manuale zugrunde. Im Vergleich zu unbehandelten Kontrollgruppen liefern RCTs in Bezug auf die Abstinenz von Essanfällen und Kompensationsverhalten mittlere Effektgrößen und in Bezug auf die Reduktion von Ess-Brechanfällen mittlere bis große Effekte (Svaldi et al., under review). Allerdings sind die Remissionsraten etwas niedriger als bei einer Face-to-Face-Behandlung mittels KVT. Dementsprechend sollten evidenzbasierte Selbsthilfeangebote – v.a. jene, die auf kognitiv-behavioralen Manualen fußen und therapeutisch geleitet sind – ebenfalls empfohlen werden (Evidenzgrad Ia, Empfehlungsgrad B).

4.9 Behandlungssetting

Die Behandlung der BN soll in der Regel ambulant erfolgen (Empfehlungsgrad B). Bei hoher physischer und psychischer Komorbidität, einem hohen Essstörungsschweregrad, Nichtansprechen auf eine ambulante Therapie und therapieverhindernde Umstände in der Umgebung der Patientin sollte nach Expertenempfehlung der Leitliniengruppe eine stationäre oder tagesklinische Behandlung in Erwägung gezogen werden (KKP-Empfehlung).

5 Fallbeispiel

Symptomatik. Nicole B., 21 Jahre alt, hat sich eigenmotiviert um einen Therapieplatz gekümmert, um wegen ihrer Probleme mit dem Essen eine ambulante Psychotherapie machen zu können. Ihren Angaben zufolge leide sie seit rund vier Jahren an immer wiederkehrenden Essanfällen. Sie habe starke Angst, wegen der Essanfälle zuzunehmen und „wie eine Tonne" auszusehen. Deshalb stecke sie sich nach den Essanfällen immer den Finger in den Hals, um zu erbrechen. Aber auch unabhängig von den Essanfällen habe sie immer Sorge, dass sie an Gewicht zunehmen, sehr dick werden und hässlich aussehen könne. Neben den Problemen mit dem Essen fühle sie sich oft einsam, traue sich nicht, auf andere Menschen zuzugehen und traue sich auch überhaupt wenig zu. Manchmal sei sie deshalb auch sehr niedergeschlagen.

Lebensgeschichtlich relevante Faktoren für die Entstehung der Symptomatik. Probleme mit dem Essen und Sorgen um ihre Figur habe sie bereits seit ihrer Kindheit. So erinnere sie sich daran, als Kind oft eifersüchtig auf ihre vier Jahre jüngere Schwester gewesen zu sein, da diese immer noch auf den Arm genommen wurde, während sie oft von der Mutter zurückgewiesen worden sei, da sie ja schon groß und kräftig sei. Sie habe darunter gelitten, nicht mehr „Mamas kleiner Liebling" zu sein und sich stattdessen die Aufmerksamkeit der Mutter mit der kleinen Schwester habe teilen müssen. Ihr Körpergewicht und ihre Körpergröße seien ihr daher schon damals unangenehm gewesen. Häufig habe sie sich gewünscht, nicht weiter zu wachsen und nicht an Gewicht zuzunehmen.

Die Themen „Essen und Figur" seien in ihrer Familie überhaupt sehr wichtig gewesen. Die Mutter habe sehr darauf geachtet, dass Nicole B. nicht zu viele Süßigkeiten gegessen habe. Auch habe die Mutter bei sich selbst sehr auf gutes Aussehen geachtet und daher häufig Schlankheitskuren gemacht. Auch der Vater habe immer betont, dass man sich nicht so gehen lassen dürfe und auf sein Äußeres achten müsse. Darüber, dass das Thema „Attraktivität" von den Eltern so wichtig genommen worden sei, habe Nicole sich oft geärgert; gleichzeitig habe sie Angst gehabt, dass sie dick werden und von den Eltern nicht mehr gemocht werden könnte.

Auch sei in der Familie das Thema Leistung wichtig gewesen. Der Vater sei Professor für Informatik, er sei sehr erfolgreich und habe auch mehrere Preise für seine Arbeit bekommen. Die Mutter habe Chemie studiert, ihr Studium aber abgebrochen, als sie (Nicole) als erste von zwei Töchtern geboren worden sei. Die Mutter habe hin und wieder gesagt, dass es sich auch lohnen müsse, dass sie auf eine eigene Karriere verzichtet habe. Lohnend sei es nach

Ansicht der Mutter, wenn aus den beiden Töchtern etwas „Gescheites" werde. Die Patientin Nicole habe sich daher immer sehr angestrengt, gute Noten in der Schule zu bekommen. Gleichzeitig habe sie aber immer Sorge gehabt, dass ihre Fähigkeiten nicht ausreichen könnten, um den schulischen Anforderungen zu genügen.

Auslösende Faktoren der Symptomatik. Ein Jahr bevor die Essanfälle angefangen hätten, habe die Patientin verschiedene Belastungen zu verarbeiten gehabt. So sei sie eine Beziehung zu einem Mitschüler aus ihrer Schulklasse eingegangen. Er sei anfangs sehr an ihr interessiert gewesen und habe ihrem Eindruck nach sogar mehr Gefühle für sie gehabt als sie für ihn. Sie habe ihn zwar nett und sympathisch gefunden, sei auch stolz gewesen, endlich auch einen Freund zu haben, aber sie sei sich noch nicht sicher gewesen, ob sie wirklich in ihn verliebt gewesen sei. Die Beziehung habe nur sechs Monate gedauert, ihr Freund habe sich immer weniger für sie interessiert, während sie selbst im Verlauf der Beziehung immer stärkere Gefühle für ihn entwickelt habe. Es habe sie daher sehr getroffen als er nach sechs Monaten die Beziehung beendet habe. Sie habe darüber gegrübelt, was sie hätte anders machen können oder was an ihr nicht mehr attraktiv gewesen sei, aber das habe ihr nicht weitergeholfen. In ihrem Kummer habe sie oft Süßigkeiten gegessen, um sich zu trösten. Dadurch habe sie 8 Kilogramm zugenommen; das sei auch ihren Eltern aufgefallen, die Anspielungen auf ihre Gewichtszunahme gemacht hätten. In der Folgezeit habe sie daher tagelang sehr wenig gegessen, habe Mahlzeiten ausfallen lassen, keine Süßigkeiten mehr gegessen und habe ihre Ernährung auf eine vegetarische und eine fettarme Ernährung umgestellt.

Eine weitere Belastung sei gewesen, dass ihre Oma nach kurzer Krankheit plötzlich verstorben sei. Sie habe sehr an ihr gehangen, denn mit ihr habe man über alles reden können, sie sei nie beleidigt gewesen, habe immer „ein offenes Ohr" und Verständnis gehabt. Mit ihr habe man auch immer viel zu lachen gehabt, denn sie sei eine sehr lebenslustige Person gewesen. Das sei für sie ein guter Ausgleich zu der Atmosphäre zu Hause gewesen, die sie manchmal wegen der hohen Leistungsorientierung als belastend erlebt habe.

Sie habe auch schulische Probleme bekommen, sei in Mathematik und Physik nicht mehr so gut mitgekommen und ihre Noten hätten sich in diesen Fächern zunehmend verschlechtert. Das habe dem naturwissenschaftlich orientierten Vater gar nicht gefallen und er habe angeboten, ihr Nachhilfe zu geben. Aber er habe die Lerninhalte nicht gut erklären können und sie hätten dann immer Streit miteinander bekommen, so dass sie es vorgezogen habe, wieder allein zu lernen.

Als sie dann wieder für eine Mathematikarbeit habe lernen müssen und sich sehr angespannt gefühlt habe, sei sie in die Küche gegangen, habe den Kühlschrank aufgemacht und praktisch alles gegessen, was da so drinnen gewesen sei. Sie habe sich furchtbar geschämt, dass sie sich habe so gehen lassen, aber in der Folgezeit seien solche Ess-Eskapaden immer wieder vorgekommen. Sie habe daher starke Sorgen gehabt, „aus den Fugen zu geraten“ und „wie eine Tonne“ auszusehen. Durch Zufall habe sie davon gehört, dass sich manche Menschen den Finger in den Hals stecken, um zu erbrechen. Das habe sie eigentlich ekelig gefunden und für sich abgelehnt. Aber als sie wieder einmal einen solchen Essanfall gehabt habe, habe sie sich dann überwunden und den Finger in den Hals gesteckt, so dass sie habe alles erbrechen können. Fortan habe sie immer häufiger erbrochen und in der Folge auch immer häufiger Essanfälle gehabt, weil sie sich das ja nun habe erlauben können, ohne drohendes Übergewicht befürchten zu müssen. Dennoch habe sie außerhalb der Situationen, in denen sie Essanfälle gehabt habe, eigentlich dauerhaft Kalorien gezählt, kaum Süßigkeiten oder andere kalorienreichen Nahrungsmittel gegessen und oftmals auch Mahlzeiten komplett ausgelassen, um Kalorien einzusparen.

Aufrechterhaltende Faktoren. Inzwischen habe sie ihr Abitur geschafft und studiere Jura. Aber noch immer würden die Essanfälle verstärkt auftreten, wenn sie viel lernen müsse, sich eigentlich nicht zutraue, dass sie den Lernstoff verstehen und behalten könne und sich daher sehr angespannt fühle. Auch würden die Essanfälle auftreten, wenn sie sich einsam oder niedergeschlagen fühle. Die Essanfälle seien für sie so etwas wie ein „Stimmungsaufheller“. Sie fühle sich danach entspannter, auch wenn sie sich danach immer Vorwürfe mache, dass sie sich mehr „im Griff“ haben sollte. Die Essanfälle würden auch dann auftreten, wenn sie wieder tagelang sehr wenig gegessen habe, um abzunehmen. Sie sei dann manchmal so ausgehungert, dass sie einfach Nachholbedarf habe.

Diagnostik. Anhand des Eating Disorder Examination (EDE) wurde eine BN diagnostiziert. Das Vollbild der BN bestand seit vier Jahren. Mit rund vier bis sieben Essanfällen pro Woche handelte es sich um eine mittelgradig schwere BN. Erbrechen war die zentrale gegensteuernde Maßnahme, die die Patientin regelmäßig nach den Essanfällen einsetzte. Bei einer Körpergröße von 1,65 Metern und einem Körpergewicht von 61 Kilogramm lag der Body Mass Index (BMI: kg/(Körpergröße in m^2) mit 22,43 im Normbereich (61/2,72 = 22,43). Die Selbstbewertung der eigenen Person hing sehr davon ab, welches Körpergewicht die Körperwaage am Morgen angezeigt hatte. Ein Körpergewicht von 60 Kilogramm zählte zu der subjektiven („magischen“) Obergrenze der Patientin, so dass sie bestrebt war, mindestens 5 kg an Gewicht abzunehmen, um sich weiter von ihrer „magischen“ Grenze zu entfernen.

Zur Abklärung komorbider psychischer Störungen wurde das SKID durchgeführt. Es ergaben sich keine Hinweise auf das Vorliegen weiterer psychischer Störungen. Subklinisch zeigten sich soziale Ängste und depressive Verstimmungen mit Selbstwertproblemen, die auch durch Befunde der Fragebogendiagnostik bestätigt werden (Brief-Symptom-Checklist [BSCL], Beck Depressionsinventar 2 [BDI 2], Soziale Phobie und Angst Inventar [SPAI]). Durch eine Exploration ergaben sich anhand folgender Fragen Hinweise auf Defizite in der Emotionsregulation: (1) Entstehen bei Ihnen relativ schnell intensive Gefühle wie z. B. Wut oder Ärger? (2) Wenn Sie negative Gefühle haben, fällt es Ihnen dann schwer, sich wieder zu beruhigen? (3) Bringen Sie anderen gegenüber negative Gefühle deutlich zum Ausdruck oder versuchen Sie Ihre Gefühle eher zu verbergen? (4) Was tun Sie, um intensive negative Gefühle wieder ein wenig „abkühlen" zu lassen? Manche Menschen berichten, dass sie sich aktiv ablenken, z. B. durch Joggen, Essen oder Alkohol? Andere warten dagegen einfach ab, bis die Gefühle von allein wieder schwächer werden. Wie gehen Sie mit intensiven negativen Gefühlen um? (5) Wünschen Sie sich, die Intensität Ihrer Gefühle mehr kontrollieren zu können? (6) Wollen Sie die Art und Weise, wie Sie mit Ihren Gefühlen umgehen, verändern?

Nicole B. bejahte alle Fragen zur Dysregulation von Emotionen. Eine zentrale Strategie, um negative Gefühle herunter zu regulieren, waren die Essanfälle. Weitere Hinweise auf Probleme der Regulation von Emotionen konnten auch anhand psychometrischer Befunde (Emotion Regulation Questionnaire [ERQ], Difficulties in Emotion Regulation Scale [DERS]) weiter bestätigt werden. Auch aus den Tagebuch-Protokollen (Essanfallprotokolle) ergaben sich Hinweise, dass die Essanfälle im Zusammenhang mit belastenden Situationen die Funktion der Spannungsreduktion hatten. Alternative Formen der Emotions- und Spannungsregulation standen Nicole B. kaum zur Verfügung.

Eine medizinische Untersuchung bei ihrem Hausarzt ergab keine Hinweise auf organische Erkrankungen, die Ursache oder Folge der BN sein konnten. Auch wurden zum Zeitpunkt der Untersuchung keine Hinweise auf Elektrolytstörungen gefunden.

Problem- und Verhaltensanalyse (Fallkonzeption). Bei Nicole B. zeigen sich für die BN typische lebensgeschichtliche, auslösende und aufrechterhaltende Faktoren:

Lebensgeschichtlich relevante Faktoren (Prädispositionen): Es ist davon auszugehen, dass Lernerfahrungen in der Ursprungsfamilie (z. B. restriktives Essverhalten in der Ursprungsfamilie; Einstellungen wie z. B. „Man muss auf sein Äußeres, insbesondere auf sein Gewicht, achten") dazu beigetragen haben, dass die Themen *Figur und Gewicht* eine hohe Bedeutung für die intrapersonelle Akzeptanz sowie für die erwartete Akzeptanz bei anderen Menschen haben. Zudem haben sehr hohe *Leistungsstandards in der Familie* (z. B. preisgekrönte Arbeiten des Vaters; Einstellungen und Äußerungen wie „Aus den

Kindern muss etwas Gescheites werden, damit es sich gelohnt hat, dass ich [die Mutter] meine Karriereziele aufgegeben habe“) vermutlich dazu beigetragen, dass sich bei Nicole eine Sorge in Bezug auf die eigene Leistungsfähigkeit gepaart mit hohen Ansprüchen an die eigene Leistungsfähigkeit ausgebildet hat.

Auslösende Faktoren. Eine Reihe an belastenden Lebensereignissen (Beziehungsprobleme und Auflösung der Beziehung durch den Freund, Tod der Oma, schulische Probleme, Gewichtszunahme mit entsprechenden kritischen Kommentaren der Eltern) hat vor dem Hintergrund eines restriktiven Essstils zum ersten Essanfall („onset“ der Essstörung) geführt.

Aufrechterhaltende Faktoren. Ein anhaltender gezügelter Essstil führt weiterhin zu Essanfällen, die im Sinne einer negativen Verstärkung ($\not{C}^{-}$) den Zustand des „cravings“ (Heißhunger) reduzieren. Auf die Essanfälle folgen *Sorgen um Gewicht und Figur*, auf die das regelmäßig selbstinduzierte Erbrechen zur Reduktion der Sorgen um Figur und Gewicht folgt ($\not{C}^{-}$, negative Verstärkung). Persönlichkeitsvariablen (hohe Leistungsstandards, geringes Selbstvertrauen in die eigene Leistungsfähigkeit) führen im Kontext von externen Stressoren (z. B. Leistungsanforderungen im Jura-Studium) zu einer hohen Anspannung, die durch Essanfälle reduziert wird ($\not{C}^{-}$, negative Verstärkung). Essanfälle haben auch im Zusammenhang mit anderen negativen Stimmungslagen bzw. subklinischen Problemen (Einsamkeit, Niedergeschlagenheit, soziale Ängste, Selbstwertprobleme) die Funktion der Emotionsregulation erworben und werden vermutlich auch in diesen Situationen über das Prinzip der negativen Verstärkung aufrechterhalten.

Zielplanung. Mit Nicole B. wurde zur Vorbereitung auf die Therapie ein Erklärungs- und Veränderungsmodell (Ätiologie-, Aufrechterhaltungs- und Therapiemodell) entwickelt, das an den oben beschriebenen idiografischen Befunden orientiert war. Zentrales Therapieziel für Nicole B. war zunächst ausschließlich die Reduktion der Essanfälle. Durch ein Verständnis der Entstehungs- (Ätiologie) und der aufrechterhaltenden Bedingungen konnte sie die Veränderung des restriktiven Essstils als weiteres Therapieziel zulassen. Die Veränderung der Einstellungen gegenüber Figur und Gewicht konnte zunächst nur als „flankierende Maßnahme“ vereinbart werden, damit sie die Veränderungen bzgl. des restriktiven Essstils umsetzen konnte und nicht schnell wieder in ihr altes Muster einer unausgewogenen Ernährung und ungünstigen Mahlzeitenstruktur zurückfiel.

Des Weiteren wurde als Therapieziel vereinbart, das Thema „Stress und Essen“ bzw. „Essanfälle als Stimmungsaufheller“ anzugehen. Nicole B. wollte andere Strategien im Umgang mit Stress und belastenden Emotionen lernen und in solchen Situationen auf Essanfälle verzichten. Sie wollte auch lernen, sich mehr zuzutrauen und weniger an ihren Fähigkeiten zu zweifeln.

Therapieverlauf. Die ambulante Therapie begann mit dem Modul *Ernährungsmanagement*. Es wurde vereinbart, dass Nicole B. regelmäßig 3 Hauptmahlzeiten und zwei Zwischenmahlzeiten zu sich nehmen sollte und ihre Mahlzeiteneinnahmen im Essprotokoll festhalten sollte. In den ersten vier Therapiewochen erhielt Nicole B. dreimal die Woche zwei Therapiestunden, damit die Umsetzung der Therapieziele rascher gelingen konnte bzw. das Vermeidungsverhalten gegenüber einem normal-gesunden Essstil schneller abgebaut werden konnte. Auch begleitete der Therapeut Nicole anfangs bei einigen Hauptmahlzeiten. Zudem wurden die Zwischenmahlzeiten (z. B. ein Joghurt, eine Praline, ein Keks, eine Banane) regelmäßig während der Therapiesitzungen eingenommen. Nicole B. versuchte dabei, Regeln zum genussorientierten Essen einzuhalten (langsam essen, achtsam beobachten, was wie schmeckt, auf Sättigungsempfindungen achten). Essanfälle und Erbrechen durften weiterhin vorkommen, Nicole B. hatte lediglich die Aufgabe, jeweils anhand eines Essanfallprotokolls Informationen zu den Essanfällen und zum Erbrechen zu protokollieren. Die Umsetzung der Aufgaben gelang Nicole im Verlauf der Therapie immer besser. Zu Beginn ließ sie aus Angst vor einer Gewichtszunahme immer noch Mahlzeiten aus, aber bereits nach 6 Wochen gelang es ihr, regelmäßiger zu essen.

Körperbildtherapie. Nach der vierten Therapiewoche wurde parallel zum Ernährungsmanagement mit der Körperbildtherapie begonnen. Nicole fiel es schwer, sich genau im Spiegel anzuschauen und zu beschreiben, wie sie aussah. Immer wieder senkte sie den Kopf und schaute zu Boden. Der Therapeut machte viele Vorgaben zur Beschreibung eines Körpers; das half Nicole, in Worte zu fassen, was sie nicht an ihrem Körper mochte, aber auch das achtsam im Blick zu haben, was sie an ihrem Körper bzw. ihrer Figur mochte. Der Therapeut nutzte die Figurkonfrontationen auch, mit Nicole selbstbewusstes Auftreten einzuüben (z. B. durch die Körperhaltung). Insgesamt wurden 6 Figurkonfrontationen durchgeführt, die jeweils intensiv nachbesprochen wurden. In den Gesprächen ging es u. a. auch darum, erworbene Einstellungen in Bezug auf die Figur und das Gewicht zu reflektieren bzw. zu relativieren.

Im letzten Therapiemodul (Stress und Essen/Stressmanagement) ging es zunächst darum, Auslösesituationen von Essanfällen zu beobachten (z. B. Gedanken, Gefühle, Ereignisse, die zu Essanfällen führten). Es wurde deutlich, dass bereits der Anblick von Nahrungsmitteln, z. B. ein mit Nahrungsmitteln gut gefüllter Kühlschrank, auch im gesättigten Zustand für Nicole ausreichte, um einen Essanfall auszulösen. Es wurden daher mehrere Expositionen mit Nahrungsmitteln durchgeführt, ohne dass Nicole diese essen durfte („cue exposure"). Sie betrachtete die Nahrungsmittel, aß kleine Bissen davon, beschrieb den Geschmack, das Aussehen, den Duft der Nahrungsmittel und beobachtete jeweils ihr Bedürfnis zu essen. Sie lernte, dass Heißhunger wieder zurückgeht, ohne dass es zum Essanfall gekommen ist. Des Weiteren wurden Nahrungsexpositions-Übungen verbunden mit den Stressoren, die im Zusammenhang mit Essanfällen standen, durchgeführt („cue exposure"). Nicole brachte z. B. Bücher mit, die sie gerade für eine Prüfungsvorbereitung in ihrem Jurastudium bearbeitete. Sie las darin, beobachtete die aufkommende Anspannung und Unruhe, betrachtete die Nahrungsmittel, biss etwas ab, roch an den Nahrungsmitteln, spürte den Drang zu essen, aber schaffte es immer wieder, diesem Drang zu widerstehen. In den weiteren Sitzungen wurden zudem neue Strategien im Umgang mit Belastungen und negativen Gefühlen erarbeitet (z. B. selbstwertsteigernde Selbstinstruktionen in Leistungssituationen).

Im Verlauf von 45 Therapiesitzungen zeigte sich eine deutliche Reduktion der Ess-Brech-Symptomatik, die nur noch ca. einmal in 4 bis 6 Wochen vorkam. Für Nicole B. war es hilfreich, in solchen Situationen wieder ihr Essanfallprotokoll zu führen und die Auslöser von Essanfällen zu identifizieren, sodass sie dann darauf angemessen reagieren konnte. Im Eating Disorder Examination (EDE), das nach Ende der Therapie durchgeführt wurde, waren die Kriterien für eine BN nicht mehr erfüllt. Bei der Rückfallprophylaxe wurde Nicole B. darin bestärkt, sich weiterhin zu beobachten, ihre „Frühwarnsignale" für Essanfälle zu erkennen und angemessen darauf zu reagieren. Ihr wurde aber auch ein Modell vermittelt, das Rückfälle als wahrscheinlich, aber nicht als dramatisch darstellte. Rückfälle wurden als Herausforderungen beschrieben, anhand derer sie ihre neuen Fertigkeiten immer wieder erproben konnte. Nicole B. war mit dem Erreichten zufrieden, sie fühlte sich selbstbewusster, hatte den Eindruck, ihr Leben wieder selbst bestimmen zu können. Auch das Thema Figur und Gewicht konnte sie gelassener sehen. Mit einem Körpergewicht von 63 Kilogramm hatte sie sich noch etwas weiter von ihrer einstigen „magischen Grenze" entfernt, aber sie war damit zufrieden.

6 Weiterführende Literatur

Tuschen-Caffier, B. & Florin, I. (2012). *Teufelskreis Bulimie: Ein Manual zur psychologischen Therapie* (2., aktual. Aufl.). Göttingen: Hogrefe.

Tuschen-Caffier, B. & Herpertz, S. (2012). Behandlung von Essstörungen: Welche Empfehlungen gibt die S3-Behandlungsleitlinie? *Verhaltenstherapie, 22* (3), 191–198.

7 Literatur

Agras, W.S., Walsh, B.T., Fairburn, C.G., Wilson, G.T. & Kraemer, H.C. (2000). A multicenter comparison of cognitive-behavioral therapy and interpersonal psychotherapy for bulimia nervosa. *Archives of General Psychiatry, 57* (5), 459–466. http://doi.org/10.1001/archpsyc.57.5.459

Arcelus, J., Mitchell, A.J., Wales, J. & Nielsen, S. (2011). Mortality rates in patients with anorexia nervosa and other eating disorders. A meta-analysis of 36 studies. *Archives of General Psychiatry, 68* (7), 724–731. http://doi.org/10.1001/archgenpsychiatry.2011.74

Atiye, M., Miettunen, J. & Raevuori-Helkamaa, A. (2015). A Meta-Analysis of Temperament in Eating Disorders. *European Eating Disorders Review, 23*, 89–99. http://doi.org/10.1002/erv.2342

Baker, J., Janson, L., Trace, S. & Bulik, C. (2015). Genetic risk factors for eating disorders. In L. Smolak & M.P. Levine (Eds.), *The Wiley Handbook of Eating Disorders* (Vol. I: Basic Concepts and Foundational Research, pp. 367–378). Chichester, West Sussex: Wiley.

Bartholdy, S., Dalton, B., O'Daly, O.G., Campbell, I.C. & Schmidt, U. (2016). A systematic review of the relationship between eating, weight and inhibitory control using the stop signal task. *Neuroscience & Biobehavioral Reviews, 64*, 35–62. http://doi.org/10.1016/j.neubiorev.2016.02.010

Bonanno, G.A. & Burton, C.L. (2013). Regulatory Flexibility: An Individual Differences Perspective on Coping and Emotion Regulation. *Perspectives on Psychological Science, 8*, 591–612. http://doi.org/10.1177/1745691613504116

Brooks, S., Prince, A., Stahl, D., Campbell, I.C. & Treasure, J. (2011). A systematic review and meta-analysis of cognitive bias to food stimuli in people with disordered eating behaviour. *Clinical Psychology Review, 31* (1), 37–51. http://doi.org/10.1016/j.cpr.2010.09.006

Caglar-Nazali, H.P., Corfield, F., Cardi, V., Ambwani, S., Leppanen, J., Olabintan, O. et al. (2014). A systematic review and meta-analysis of ‚Systems for Social Processes' in eating disorders. *Neuroscience and Biobehavioral Reviews, 42*, 55–92. http://doi.org/10.1016/j.neubiorev.2013.12.002

Caslini, M., Bartoli, F., Crocamo, C., Dakanalis, A., Clerici, M. & Carra, G. (2016). Disentangling the Association Between Child Abuse and Eating Disorders: A Systematic Review and Meta-Analysis. *Psychosomatic Medicine, 78* (1), 79–90. http://doi.org/10.1097/PSY.0000000000000233

Chen, L.P., Murad, M.H., Paras, M.L., Colbenson, K.M., Sattler, A.L., Goranson, E.N. et al. (2010). Sexual Abuse and Lifetime Diagnosis of Psychiatric Disorders: Systematic Review and Meta-analysis. *Mayo Clinic Proceedings, 85* (7), 618–629. http://doi.org/10.4065/mcp.2009.0583

Crowther, J., Smith, K.E. & Williams, G.A. (2015). Familial risk factors and eating disorders. In L. Smolak & M.P. Levine (Eds.), *The Wiley Handbook of Eating Disorders* (Vol. I: Basic Concepts and Foundational Research, pp. 338–351). Chichester, West Sussex: Wiley.

Culbert, K.M., Racine, S.E. & Klump, K.L. (2015). Research Review: What we have learned about the causes of eating disorders – a synthesis of sociocultural, psychological, and biological research. *Journal of Child Psychology and Psychiatry, 56* (11), 1141–1164. http://doi.org/10.1111/jcpp.12441

Dilling, H., Mombour, W. & Schmidt, M.H. (2013). *Internationale Klassifikation psychischer Störungen: ICD-10 Kapitel V (F) Klinisch-diagnostische Leitlinien* (9. Aufl.). Bern: Huber.

Fairburn, C.G. (2004). *Ess-Attacken stoppen. Ein Selbsthilfeprogramm.* Bern: Huber.

Fairburn, C.G. (2008). *Cognitive Behavior Therapy and Eating Disorders.* New York: Guilford.

Fairburn, C.G., Jones, R., Peveler, R.C., Carr, S.J., Solomon, R.A., O'Connor, M.E. et al. (1991). Three psychological treatments for bulimia nervosa. A comparative trial. *Archives of General Psychiatry, 48* (5), 463–469. http://doi.org/10.1001/archpsyc.1991.01810290075014

Fairburn, C.G., Stice, E., Cooper, Z., Doll, H.A., Norman, P.A. & O'Connor, M.E. (2003). Understanding persistence in bulimia nervosa: a 5-year naturalistic study. *Journal of Consulting and Clinical Psychology, 71* (1), 103–109. http://doi.org/10.1037/0022-006X.71.1.103

Fairburn, C.G., Welch, S.L., Doll, H.A., Davies, B.A. & O'Connor, M.E. (1997). Risk factors for bulimia nervosa. A community-based case-control study. *Archives of General Psychiatry, 54* (6), 509–517. http://doi.org/10.1001/archpsyc.1997.01830180015003

Farstad, S.M., McGeown, L.M. & von Ranson, K.M. (2016). *Eating disorders and personality*, 2004–2016: A systematic review and meta-analysis. *Clinical Psychology Review, 46*, 91–105.

Fichter, M. & Quadflieg, N. (2001). Das Strukturierte Inventar für Anorektische und Bulimische Essstörungen nach DSM-IV und ICD-10 zur Expertenbeurteilung (SIAB-EX) und dazugehöriger Fragebogen zur Selbsteinschätzung (SIAB-S). *Verhaltenstherapie, 11*, 314–325. http://doi.org/10.1159/000056675

Goldschmidt, A.B., Wonderlich, S.a., Crosby, R.D., Engel, S.G., Lavender, J.M., Peterson, C.B. et al. (2014). Ecological momentary assessment of stressful events and negative affect in bulimia nervosa. *Journal of Consulting and Clinical Psychology, 82* (1), 30–39. http://doi.org/10.1037/a0034974

Guillaume, S., Gorwood, P., Jollant, F., Van den Eynde, F., Courtet, P. & Richard-Devantoy, S. (2015). Impaired decision-making in symptomatic anorexia and bulimia nervosa patients: a meta-analysis. *Psychological Medicine, 45* (16), 3377–3391. http://doi.org/10.1017/S003329171500152X

Haedt-Matt, A.A. & Keel, P.K. (2011a). Hunger and binge eating: A meta-analysis of studies using ecological momentary assessment. *International Journal of Eating Disorders, 44*, 573–578. http://doi.org/10.1002/eat.20868

Haedt-Matt, A.A. & Keel, P.K. (2011b). Revisiting the affect regulation model of binge eating: a meta-analysis of studies using ecological momentary assessment. *Psychological Bulletin, 137* (4), 660–681. http://doi.org/10.1037/a0023660

Hilbert, A. (2016a). *Eating Disorder Examination-Questionnaire für Kinder 4. Deutschsprachige Übersetzung.* Tübingen: dgvt. Verfügbar unter http://www.dgvt-verlag.de/e-books/4_Hilbert_ChEDE-Q_2016.pdf

Hilbert, A. (2016b). *Eating Disorder Examination für Kinder 3. Deutschsprachige Übersetzung.* Tübingen: dgvt. Verfügbar unter http://www.dgvt-verlag.de/e-books/3_Hilbert_ChEDE_2016.pdf

Hilbert, A., Pike, K.M., Goldschmidt, A.B., Wilfley, D.E., Fairburn, C.G., Dohm, F.A. et al. (2014). Risk factors across the eating disorders. *Psychiatry Research, 220* (1–2), 500–506. http://doi.org/10.1016/j.psychres.2014.05.054

Hilbert, A. & Tuschen-Caffier, B. (2016a). *Eating Disorder Examination 1. Deutschsprachige Übersetzung* (2. Aufl.). Tübingen: dgvt. Verfügbar unter http://www.dgvt-verlag.de/e-books/1_Hilbert_Tuschen-Caffier_EDE_2016.pdf

Hilbert, A. & Tuschen-Caffier, B. (2016b). *Eating Disorder Examination Questionnaire 2. Deutschsprachige Übersetzung* (2. Aufl.). Tübingen: dgvt. Verfügbar unter http://www.dgvt-verlag.de/e-books/2_Hilbert_Tuschen-Caffier_EDE-Q_2016.pdf

Jacobi, C., Hayward, C., de Zwaan, M., Kraemer, H.C. & Agras, W.S. (2004). Coming to terms with risk factors for eating disorders: application of risk terminology and suggestions for a general taxonomy. *Psychological Bulletin, 130* (1), 19–65. http://doi.org/10.1037/0033-2909.130.1.19

Jansen, A. (2010). *Cue exposure and response prevention for obesity: The protocol.* Retrieved from http://doczz.net/doc/6481109/cue-exposure---response-prevention-for-obesity--the-protocol.

Klerman, G.L., Weisman, M.M., Rounsaville, B. & Chevron, E.S. (1984). *Interpersonal Psychotherapy for Depression.* New York: Basic Books.

Lavender, J.M., Wonderlich, S.A., Engel, S.G., Gordon, K.H., Kaye, W.H. & Mitchell, J.E. (2015). Dimensions of emotion dysregulation in anorexia nervosa and bulimia nervosa: A conceptual review of the empirical literature. *Clinical Psychology Review, 40*, 111–122. http://doi.org/10.1016/j.cpr.2015.05.010

Mitchell, J.E., Halmi, K., Wilson, G.T., Agras, W.S., Kraemer, H. & Crow, S. (2002). A randomized secondary treatment study of women with bulimia nervosa who fail to respond to CBT. *International Journal of Eating Disorders, 32* (3), 271–281. http://doi.org/10.1002/eat.10092

Nederkoorn, C., Smulders, F., Havermans, R. & Jansen, A. (2004). Exposure to bingefood in bulimia nervosa: finger pulse amplitude as a potential measure of urge to eat and predictor of food intake. *Appetite, 42* (2), 125–130. http://doi.org/10.1016/j.appet.2003.11.001

Polivy, J., Coleman, J. & Herman, C.P. (2005). The effect of deprivation on food cravings and eating behavior in restrained and unrestrained eaters. *International Journal of Eating Disorders, 38*, 301–309. http://doi.org/10.1002/eat.20195

Poulsen, S., Lunn, S., Daniel, S.I.F., Folke, S., Mathiesen, B.B., Katznelson, H. & Fairburn, C.G. (2014). A Randomized Controlled Trial of Psychoanalytic Psychotherapy or Cognitive-Behavioral Therapy for Bulimia Nervosa. *American Journal of Psychiatry, 171* (1), 109–116. http://doi.org/10.1176/appi.ajp.2013.12121511

Preti, A., Rocchi, M.B.L., Sisti, D., Camboni, M.V. & Miotto, P. (2011). A comprehensive meta-analysis of the risk of suicide in eating disorders. *Acta Psychiatrica Scandinavica, 124*, 6–17. http://doi.org/10.1111/j.1600-0447.2010.01641.x

Rodgers, R.F. & Chabrol, H. (2009). Parental attitudes, body image disturbance and disordered eating amongst adolescents and young adults: A Review. *European Eating Disorders Review, 17*, 137–151. http://doi.org/10.1002/erv.907

Rojo, L., Conesa, L., Bermudez, O. & Livianos, L. (2006). Influence of stress in the onset of eating disorders: data from a two-stage epidemiologic controlled study. *Psychosomatic Medicine, 68* (4), 628–635. http://doi.org/10.1097/01.psy.0000227749.58726.41

Smyth, J.M., Wonderlich, S.A., Heron, K.E., Sliwinski, M.J., Crosby, R.D., Mitchell, J.E. & Engel, S.G. (2007). Daily and momentary mood and stress are associated with binge eating and vomiting in bulimia nervosa patients in the natural environment. *Journal of Consulting and Clinical Psychology, 75* (4), 629–638. http://doi.org/10.1037/0022-006X.75.4.629

Southgate, L., Tchanturia, K., Collier, D. & Treasure, J. (2008). The development of the childhood retrospective perfectionism questionnaire (CHIRP) in an eating disorder sample. *European Eating Disorders Review, 16*, 451–462. http://doi.org/10.1002/erv.870

Stefini, A., Salzer, S., Reich, G., Horn, H., Winkelmann, K., Bents, H., Rutz, U., Frost, U., von Boetticher, A., Ruhl, U., Specht, N. & Kronmüller, K.T. (2017). Cognitive-Behavioral and Psychodynamic Therapy in Female Adolescents With Bulimia Nervosa: A Randomized Controlled Trial. *Journal of the American Academy of Child and Adolescent Psychiatry, 56* (4), 329–335. http://doi.org/10.1016/j.jaac.2017.01.019

Stice, E. (2002). Risk and maintenance factors for eating pathology: a meta-analytic review. *Psychological Bulletin, 128* (5), 825–848. http://doi.org/10.1037/0033-2909.128.5.825

Stice, E. (2016). Interactive and Mediational Etiologic Models of Eating Disorder Onset: Evidence from Prospective Studies. *Annual Review of Clinical Psychology, Vol. 12*, 359–381. http://doi.org/10.1146/annurev-clinpsy-021815-093317

Stice, E., Agras, W.S. & Hammer, L.D. (1999). Risk factors for the emergence of childhood eating disturbances: A five-year prospective study. *International Journal of Eating Disorders, 25*, 375–387. http://doi.org/10.1002/(SICI)1098-108X(199905)25:4<375::AID-EAT2>3.0.CO;2-K

Stice, E., Burger, K. & Yokum, S. (2013). Caloric deprivation increases responsivity of attention and reward brain regions to intake, anticipated intake, and images of palatable foods. *Neuroimage, 67*, 322–330. http://doi.org/10.1016/j.neuroimage.2012.11.028

Svaldi, J., Schmitz, F., Baur, J., Hartmann, A.S., Legenbauer, T., Thaler, C., von Wietersheim, J., de Zwaan, M. & Tuschen-Caffier, B. (under review). *Efficacy of Psychotherapies and Pharmacotherapies for Bulimia Nervosa.*

Tuschen-Caffier, B. & Florin, I. (2012). *Teufelskreis Bulimie: Ein Manual zur psychologischen Therapie* (2., aktual. u. erg. Aufl.). Göttingen: Hogrefe.

Tuschen-Caffier, B. & Hilbert, A. (2016). *Binge-Eating-Störung* (Fortschritte der Psychotherapie, Bd. 62). Göttingen: Hogrefe. http://doi.org/10.1026/02058-000

Ubben, B. (2017). *Problemanalyse und Therapieplanung*. Göttingen: Hogrefe. http://doi.org/10.1026/02823-000

Wu, M.D., Brockmeyer, T., Hartmann, M., Skunde, M., Herzog, W. & Friederich, H.C. (2016). Reward-related decision making in eating and weight disorders: A systematic review and meta-analysis of the evidence from neuropsychological studies. *Neuroscience and Biobehavioral Reviews, 61*, 177–196. http://doi.org/10.1016/j.neubiorev.2015.11.017

Wu, M.D., Hartmann, M., Skunde, M., Herzog, W. & Friederich, H.C. (2013). Inhibitory control in bulimic-type eating disorders: A systematic review and meta-analysis. *PLoS ONE, 8* (12).

8 Anhang

Vorgehen bei der Figurkonfrontation

Um der Patientin zu helfen, ihren Körper möglichst detailliert und konkret zu beschreiben, macht der Therapeut Vorgaben zu den verschiedenen Körperbereichen. Die folgenden Beispiele können für die Umsetzung der Körperbildexposition hilfreich sein:

Erklärung des Rationals für die Figurkonfrontation

„Sie haben mir über Ihre Schwierigkeiten berichtet, Ihren Körper so anzunehmen wie er ist. Wir haben bereits vor Beginn der Therapie darüber gesprochen, dass eine sehr hilfreiche Methode darin besteht, sich wiederholt mit dem eigenen Körperbild im Rahmen einer Konfrontationsübung zu befassen. Dabei ist es wichtig, dass Sie den Anblick Ihres Körpers im Spiegel nicht vermeiden sowie alle Gefühle, die dabei hochkommen, durchleben. Das ist eine sehr anstrengende und aufwühlende Aufgabe, aber sie führt mit hoher Wahrscheinlichkeit dazu, dass Sie eine entspanntere Haltung gegenüber Ihrem Körper aufbauen und Ihren Körper selbst besser annehmen können.

Wir wollen heute mit diesen Übungen beginnen. Ich stelle mir gerade vor, ich könnte Sie nicht sehen, z. B., weil ich blind bin, und möchte mir aufgrund Ihrer Beschreibungen ein Bild von Ihnen machen. Auf welchen Körperteil haben Sie gerade als aller erstes Ihren Blick gerichtet? Ist das eine der Körperzonen, deren Betrachtung Ihnen besonders schwerfällt? [Dies ist oftmals der Fall, weswegen es sinnvoll ist, die Patientinnen auf dieses Blickmuster aufmerksam zu machen]. Lassen Sie uns hingegen heute mit dem Körperteil anfangen, das für Sie am einfachsten zu beschreiben ist. Was könnte das sein?“

Im weiteren Verlauf der Figurexposition wird der Therapeut die Patientin mit den einzelnen Körperteilen konfrontieren. Dabei geht der Therapeut sehr detailliert vor (z. B. Gesicht: Haare/Frisur, Kopf-Gesichtsform, Augen, Augenbrauen, Wimpern, Ohren, Wangen, Hautbeschaffenheit, Gesichtsausdruck, Augenausdruck). Allerdings kann der Therapeut bei Patientinnen, die ihr äußeres Erscheinungsbild sehr gut beschreiben können, auf wenige Vorgaben beschränken (z. B. „Beschreiben Sie mir Ihr Gesicht“). Mit welchen Körperbereichen begonnen wird, hängt vom Einzelfall ab. Wenn der Kopf bzw. das Gesicht nicht zu jenen Körperteilen gehören, deren Anblick für die Patientin am Schwierigsten zu betrachten sind, dann bietet es sich an, die Figurexposition mit dem Kopf bzw. Gesicht zu beginnen und allmählich zu schwierigeren Körperbereichen überzugehen.

Wichtig ist, dass die Patientin bei der Figurexposition auch Gefühle zum Ausdruck bringen darf (z. B. „Ich empfinde Ekel, wenn ich meinen Körper anschaue"). Der Therapeut macht deutlich, dass zu erwarten ist, dass durch die Übung negative Gefühle gegenüber dem Körper entstehen, dass negative Gefühle aber ein Zeichen dafür sind, dass die Übung wichtig ist und zu wirken beginnt. Des Weiteren ist auch wichtig, dass – gerade bei Körperzonen, deren Anblick mit einem hohen Belastungsgrad einhergehen – der Therapeut durch geleitetes Fragen Aufschluss darüber erhält, um welche Bereiche es sich genau handelt. So neigen z. B. Patientinnen oftmals zu starken Generalisierungen hinsichtlich bestimmter Körperareale (z. B. „Meine Oberschenkel sind dick") und bei genauerem Nachfragen (z. B. „Wo genau schauen Sie denn hin, wenn Sie zum Schluss kommen, dass Ihre Oberschenkel dick sind") wird deutlich, dass es sich um abgrenzbare Zonen handelt, die je nach Körperposition größer oder kleiner, dicker oder dünner erscheinen (z. B. „Wirkt Ihre Oberschenkelaußenseite von allen Seiten gleich?"). Dadurch macht die Patientin einerseits die Erfahrung, dass der Körper nichts Statisches ist, sondern je nach Körperposition u. a. unterschiedliche Rückschlüsse möglich sind. Darüber hinaus lernt sie, Zonen, mit denen sie unzufrieden ist, genauer zu benennen, was Generalisierungen reduziert (z. B. „Der Hubbel in der Mitte meiner Oberschenkel ist mir zu dick, der Rest des Oberschenkels ist aber in Ordnung. Von der Seite sieht er sogar schlank aus"). Auch kann es hilfreich sein, im Rahmen der Exposition unterschiedliche Sinneswahrnehmungen zu integrieren (z. B. „Fühlt sich Ihr Oberschenkel überall gleich an? Schließen Sie Mal die Augen und berühren Sie sich entlang des Oberschenkels und beschreiben Sie mir wie sich was an welcher Stelle anfühlt").

Der Therapeut gibt im Verlauf der Körperexpositionen zunehmend auch Feedback (z. B. „Sie beschreiben Ihre Wangen als dick, unförmig und wabbelig. Ich kann das gar nicht mit dem in Einklang bringen, wie ich Sie sehe. Warum kommen wir zwei denn zu einem unterschiedlichen Schluss? Wo schauen Sie hin, wenn Sie Ihre Wangen beschreiben und welche Informationen nehme ich als Grundlage? Haben Sie eine Idee?"). Auf keinen Fall aber sollte der Therapeut die Wahrnehmung der Patientin direkt anzweifeln (z. B. durch Aussagen wie „So wie Sie das sehen, ist das falsch", „Geben Sie doch zu, dass Sie schöne Beine haben") oder aber, Stellen, die möglicherweise tatsächlich vom Schlankheitsideal deutlich abweichen (z. B. eine Patientin mit „stämmigeren" Oberschenkeln, Cellulite an den Beinen) zu bagatellisieren (z. B. „Ich sehe Ihre Cellulite gar nicht", „Ihre Oberschenkel sind doch rank und schlank"). Vielmehr sollten diese Körperzonen in den Gesamtkontext des Körpers integriert werden (z. B. „Ja, Ihre Cellulite sehe ich auch. Welche Gefühle löst diese bei Ihnen aus? [...] Drehen Sie Ihren Körper zur Seite, wirkt es da für Sie schlimmer, weniger schlimm oder gleich schlimm? [...] Wenn Sie jetzt Ihre Augen schließen und ihren

Oberschenkel berühren, nehmen Sie Ihre Cellulite dann überall wahr? [...] Ah, es ist vor allem der mittlere Bereich der sich schwabbelig anfühlt, und Richtung Knie fühlt sich alles straffer an? [...] Mit welchen Gefühlen ist diese Straffheit oberhalb des Knies bei Ihren Oberschenkeln verbunden, beschreiben Sie es mir.").

Um zu überprüfen, wie angespannt die Patientinnen im Verlauf der Exposition sind und ob sich im Verlauf der jeweiligen Exposition Änderungen in der Anspannung bzw. der negativen Affektivität zeigen, bittet der Therapeut die Patienten vor, nach und im Verlauf der Expositionen darum, ihre Anspannung bzw. ihre Stimmung einzuschätzen (z. B. 0 = gar nicht angespannt, 100 = sehr angespannt).

Ernährungsprotokoll

Datum: ______________ Wochentag: ______________________

Uhrzeit	Situation vor dem Essen: Mit wem, Tätigkeit, Gedanken, Gefühle	Bedürfnisse/ Lust auf?	Hunger (in %)	Was, wie viel und wie gegessen?	Trinkmenge	Satt (in %)	Gegenmaßnahme (Abführmittel, Erbrechen, Bewegung u.a.)	Situation nach dem Essen: Tätigkeit, Gedanken, Gefühle

<table>
<tr><th colspan="2">Essanfallprotokoll</th></tr>
<tr><td>Datum</td><td>Beginn des Essanfalls: ______________ Uhr
Ende des Essanfalls: ______________ Uhr</td></tr>
<tr><td>Gab es ein auslösendes Ereignis für den Essanfall?</td><td></td></tr>
<tr><td>Gedanken vor dem Essanfall?</td><td></td></tr>
<tr><td>Gefühle vor dem Essanfall</td><td>
<table>
<tr><td></td><td colspan="4">Gering</td><td colspan="4">Stark</td></tr>
<tr><td>ängstlich</td><td>0</td><td>1</td><td>2</td><td>3</td><td>4</td><td>5</td><td>6</td><td>7</td></tr>
<tr><td>traurig</td><td>0</td><td>1</td><td>2</td><td>3</td><td>4</td><td>5</td><td>6</td><td>7</td></tr>
<tr><td>einsam</td><td>0</td><td>1</td><td>2</td><td>3</td><td>4</td><td>5</td><td>6</td><td>7</td></tr>
<tr><td>gut gelaunt</td><td>0</td><td>1</td><td>2</td><td>3</td><td>4</td><td>5</td><td>6</td><td>7</td></tr>
<tr><td>verärgert</td><td>0</td><td>1</td><td>2</td><td>3</td><td>4</td><td>5</td><td>6</td><td>7</td></tr>
<tr><td>wütend</td><td>0</td><td>1</td><td>2</td><td>3</td><td>4</td><td>5</td><td>6</td><td>7</td></tr>
<tr><td>beschämt</td><td>0</td><td>1</td><td>2</td><td>3</td><td>4</td><td>5</td><td>6</td><td>7</td></tr>
<tr><td>schuldig</td><td>0</td><td>1</td><td>2</td><td>3</td><td>4</td><td>5</td><td>6</td><td>7</td></tr>
</table>
</td></tr>
<tr><td>Körperliche Begleiterscheinungen <u>vor</u> dem Essanfall?</td><td></td></tr>
<tr><td>Was im Essanfall gegessen?</td><td></td></tr>
<tr><td>Gedanken, Gefühle und Empfindungen <u>während</u> des Essanfalls?</td><td></td></tr>
</table>

Essanfallprotokoll (Fortsetzung)	
Gefühle <u>nach</u> Essanfall	Gering Stark ängstlich 0 1 2 3 4 5 6 7 traurig 0 1 2 3 4 5 6 7 einsam 0 1 2 3 4 5 6 7 gut gelaunt 0 1 2 3 4 5 6 7 verärgert 0 1 2 3 4 5 6 7 wütend 0 1 2 3 4 5 6 7 beschämt 0 1 2 3 4 5 6 7 schuldig 0 1 2 3 4 5 6 7
Gedanken <u>nach</u> Essanfall?	
Gegensteuernde Maßnahmen? Welche? Wann?	
Gefühle <u>nach</u> den gegensteuernden Maßnahmen	Gering Stark ängstlich 0 1 2 3 4 5 6 7 traurig 0 1 2 3 4 5 6 7 einsam 0 1 2 3 4 5 6 7 gut gelaunt 0 1 2 3 4 5 6 7 verärgert 0 1 2 3 4 5 6 7 wütend 0 1 2 3 4 5 6 7 beschämt 0 1 2 3 4 5 6 7 schuldig 0 1 2 3 4 5 6 7
Gedanken nach den gegen-steuernden Maßnahmen?	

Körperbildtagebuch

Datum: ____________ Wochentag: ________________

Auslöser/Situation in der das negative Körpergefühl ausgelöst wurde	Bewertungsmuster	Konkrete Folgen der Bewertung (Gefühle, Gedanken, Verhalten)	Erwünschte Konsequenzen	Alternativer/ Angemessenerer Gedanke